Ekta Kumari
Sudhir Kapoor
Amit Singh

GESTÃO DO SORRISO GOMOSO

Ekta Kumari
Sudhir Kapoor
Amit Singh

GESTÃO DO SORRISO GOMOSO

ScienciaScripts

Imprint
Any brand names and product names mentioned in this book are subject to trademark, brand or patent protection and are trademarks or registered trademarks of their respective holders. The use of brand names, product names, common names, trade names, product descriptions etc. even without a particular marking in this work is in no way to be construed to mean that such names may be regarded as unrestricted in respect of trademark and brand protection legislation and could thus be used by anyone.

Cover image: www.ingimage.com

This book is a translation from the original published under ISBN 978-620-5-51019-3.

Publisher:
Sciencia Scripts
is a trademark of
Dodo Books Indian Ocean Ltd. and OmniScriptum S.R.L Publishing group
Str. Armeneasca 28/1, office 1, Chisinau-2012, Republic of Moldova, Europe
Printed at: see last page
ISBN: 978-620-5-24906-2

CONTEÚDO

INTRODUÇÃO...2

COMPONENTES DE UM SORRISO EQUILIBRADO 3

ETIOLOGIA E DIAGNÓSTICO CLÍNICO 12

AVALIAÇÃO DIAGNÓSTICA DO SORRISO GENGIVAL 13

ETIOLOGIA DO ESQUELETO 15

ETIOLOGIA DENTÁRIA 20

DIAGNÓSTICO DAS ETIOLOGIAS DENTÁRIAS.................22

ETIOLOGIA DOS TECIDOS MOLES 25

ETIOLOGIA PERIODONTAL 28

ABORDAGENS DE TRATAMENTO..30

EM INDIVÍDUOS EM CRESCIMENTO: 31

EM INDIVÍDUOS SEM CRESCIMENTO................................34

CONCLUSÃO..49

REFERÊNCIAS 50

INTRODUÇÃO

A odontologia é sem dúvida a profissão de saúde que mais lida com a melhoria dos sorrisos. O sorriso de um paciente pode expressar uma sensação de alegria, sucesso, sensualidade, afecto, cortesia, e demonstrar confiança e bondade. O sorriso é mais do que uma forma de comunicação; é uma espécie de socialização e atracção[1] . Uma consciência crescente em relação à beleza e aparência física tornou-se uma motivação para cada médico avaliar os aspectos importantes do sorriso do paciente e ligar a relação dinâmica entre os dentes, gengiva, e lábios juntos quando sorri[2] . A mídia oferece uma imagem estereotipada do sorriso que leva à padronização do sorriso e, consequentemente, a um aumento da demanda dos pacientes por odontologia estética .[1]

Tarantili et al. definiram um sorriso agradável como aquele em que há uma exposição completa dos dentes maxilares anteriores e uma exposição gengival suave de 1 a 3 mm. **Uma exposição gengival excessiva superior a 3 mm é considerada desagradável ou pouco atractiva, e é popularmente chamada "sorriso gengival"[3] .**

O sorriso gengival foi largamente definido como uma condição não patológica que causa desarmonia estética, na qual mais de 3 a 4 mm de tecido gengival é exposto ao sorrir[4] .

Os marcos anatómicos que influenciam o sorriso gengival são a maxila, os lábios, a arquitectura gengival, e os dentes. Todas estas estruturas anatómicas devem estar em harmonia umas com as outras para se conseguir um sorriso estético. Ao diagnosticar e tratar pacientes com um sorriso gengival, o clínico deve compreender e identificar com precisão a etiologia. Além disso, múltiplas etiologias podem ser simultaneamente responsáveis pelo excesso de exposição gengival e cada causa deve ser identificada com precisão. O conhecimento da etiologia, seja ela única ou múltipla, ditará que modalidade de tratamento será mais apropriada para o paciente[4] .

COMPONENTES DE UM SORRISO EQUILIBRADO

Três factores primários que afectam um sorriso são...

1. Dentes

2. Estrutura dos lábios

3. Andaime gengival

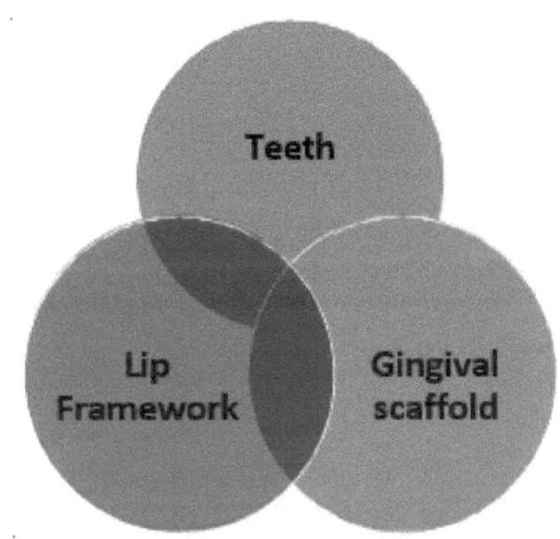

Fig. 1: Factores que influenciam um sorriso equilibrado

Os Oito Componentes de um Sorriso Equilibrado -
Os componentes de um sorriso equilibrado incluem o seguinte :

1. Linha labial
2. Arco do Sorriso
3. Curvatura do lábio superior
4. Espaço Lateral Negativo
5. Simetria do sorriso
6. Avião Frontal Oclusal
7. Componentes dentários
8. Componentes gengivais

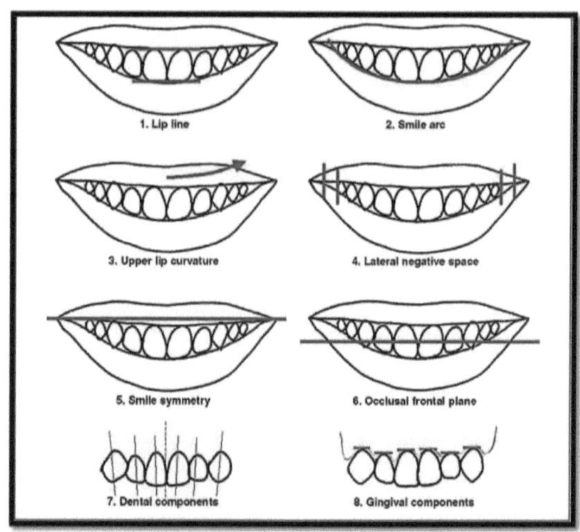

Fig. 2: Oito componentes de um sorriso equilibrado[5] .

1. **Linha labial**:

A linha labial é a quantidade de exposição vertical do dente ao sorrir - por outras palavras, a altura do lábio superior em relação aos incisivos centrais superiores.Como orientação geral, a linha labial é óptima quando o lábio superior atinge a margem gengival, apresentando o comprimento total do lábio cervico-incisal dos incisivos centrais superiores, juntamente com a gengiva interproximal (Hulsey, 1970; Mackley, 1993)A odontologia classificou arbitrariamente três tipos de sorrisos que, relacionando a altura do lábio superior em relação aos incisivos centrais anteriores superiores, são referidos como apresentando uma linha labial baixa, linha labial média, ou linha labial alta (Ernest e Janzen, 1977).

Exibição média dos incisivos maxilares - (Goldstein, 1998).

• 1,91mm em homens e

• 3,40mm, nas mulheres

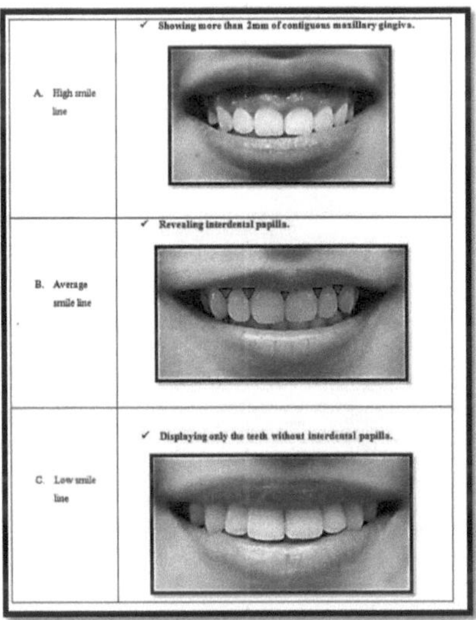

Fig. 3: Tipos de sorriso (Ernest e Janzen, 1977)

2. Arco do Sorriso:

O arco do sorriso é a relação entre uma hipotética curva desenhada ao longo dos bordos dos dentes anteriores superiores e o contorno interior do lábio inferior no sorriso colocado. A curvatura dos bordos incisais parece ser mais pronunciada para as mulheres do que para os homens, e tende a aplanar com a idade. (Sarver, 2001; Frush e Fisher, 1958; Matthews, 1978; Miller, 1989; Mabrito, 1996; Tjan et al., 1984; Dong et al., 1999)

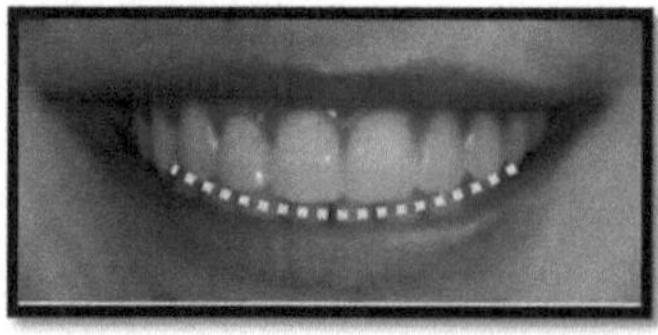

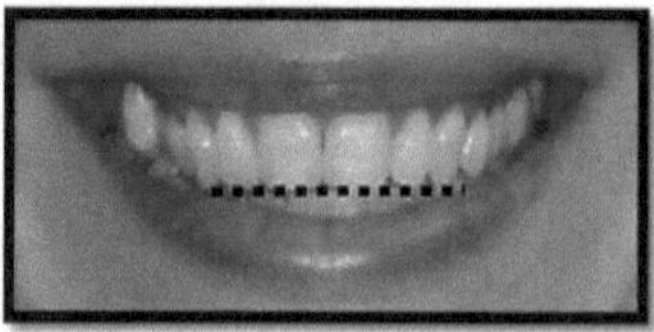

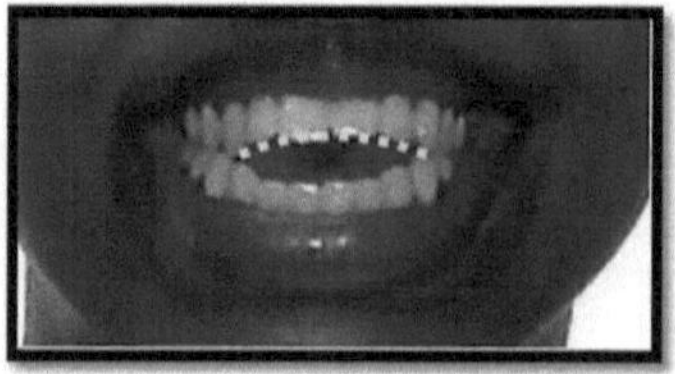

Fig 4 : Arco de sorriso consentâneo
Fig 5: Arco de sorriso plano
Fig 6: Arco de sorriso invertido

3. Curvatura do lábio superior:

A curvatura do lábio superior é avaliada desde a posição central até ao canto da boca em sorriso. É **para cima** quando o canto da boca é mais alto do que a posição central, **direito** quando o canto da boca e a posição central estão ao mesmo nível, e **para baixo** quando o canto da boca é mais baixo do que a posição central (Hulsey, 1970; Dong et al., 1999; Philips, 1996; Philips, 1999). As curvaturas dos lábios para cima e rectas são consideradas mais estéticas do que as curvaturas dos lábios para baixo.

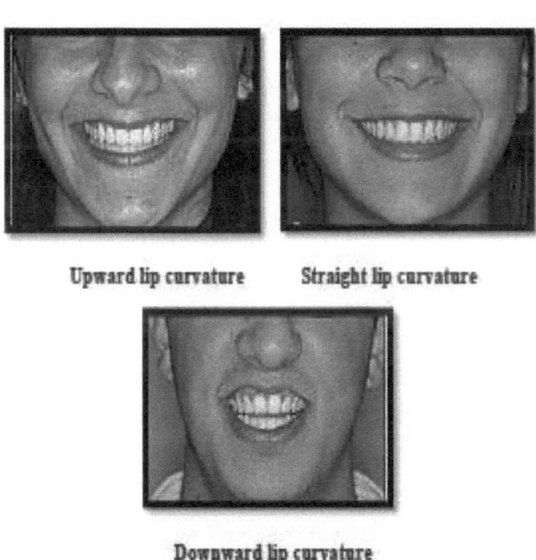

Fig 7: Tipos de curvatura do lábio superior.

4. Espaço Lateral Negativo:

A dimensão transversal do sorriso é também referida como "projecção dentária transversal". O espaço lateral negativo é o corredor vestibular entre os dentes posteriores e o canto da boca em sorriso (Sarver, 2001; Frush e Fisher, 1958).

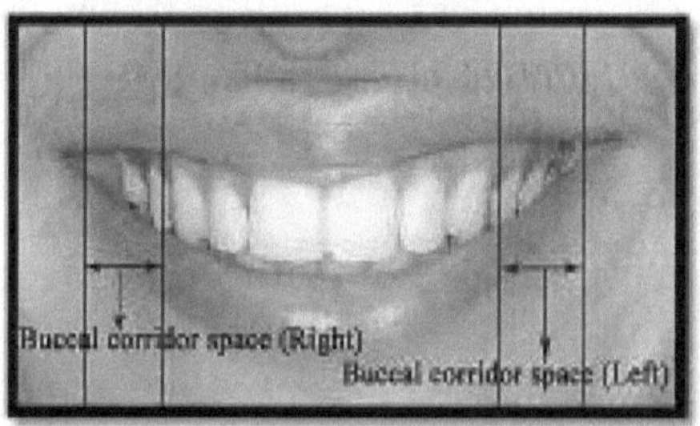

Fig 8: Corredor Bucal.

5. Simetria do sorriso:

A simetria do sorriso, o posicionamento relativo dos cantos da boca no plano vertical, pode ser avaliado pelo paralelismo das linhas comissural e pupilar. (Hulsey, 1970) Embora as comissuras se movam para cima e lateralmente em sorriso. (Rubin, 1974; Paletz et al., 1994; Benson e Laskin, 2001).

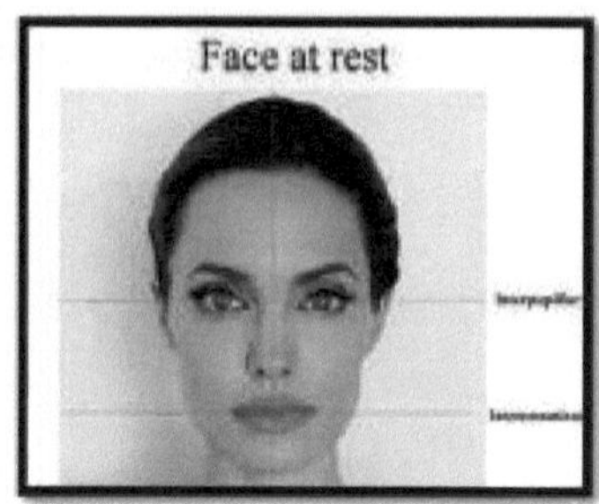

Fig 9: Simetria do sorriso

6. Avião Oclusal Frontal:

O plano oclusal frontal é representado por uma linha que vai da ponta do canino direito até à ponta do canino esquerdo (Solomon, 1999). O exame clínico e a documentação vídeo digital são essenciais para fazer um diagnóstico diferencial entre a assimetria do sorriso, um plano oclusal canulado, e a assimetria facial. Ter o paciente mordido numa lâmina de língua ou num espelho de boca na área pré-molar durante o exame clínico é uma boa maneira de reconhecer uma assimetria do plano oclusal frontal maxilar.

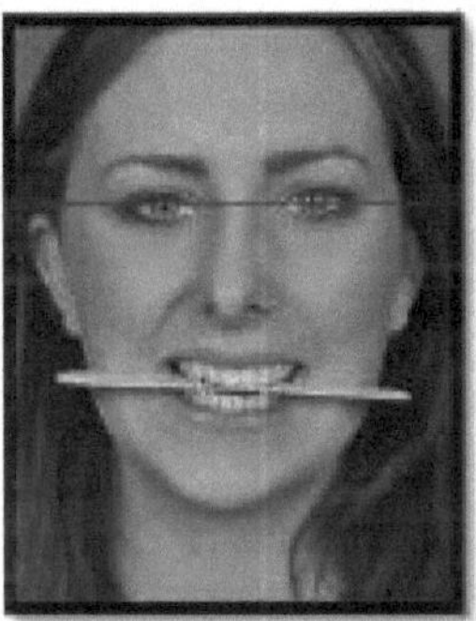

Fig 10: Plano Oclusal Frontal.

7. Componentes dentários:

Os primeiros seis componentes do sorriso consideraram a relação entre os dentes e os lábios e a forma como os lábios e os tecidos moles enquadram o sorriso. Um sorriso agradável também depende da qualidade e beleza dos elementos dentários que contém e da sua integração harmoniosa. Os componentes dentários do sorriso incluem o tamanho, forma, cor, alinhamento e angulação da coroa (ponta) dos dentes; a linha média; e a simetria do arco (Moskowitz e 1995). A linha média dental é um ponto focal importante num sorriso estético (Lombardi, 1973). Um método prático e fiável de localização da linha média facial, que normalmente coincide com a linha média dentária, é a utilização de dois pontos anatómicos: o nasion e a base do filtrum, conhecido como o "arco do cupido", no centro do lábio superior. Uma linha traçada entre estes dois marcos não só localiza a linha média facial, mas também determina a sua direcção (Morley e Eubank, 2001).

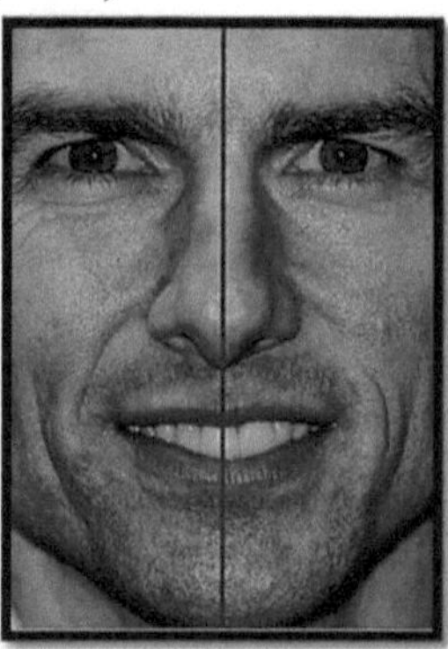

Fig 11: Linha Média Facial.

8. Componentes gengivais:

Os componentes gengivais do sorriso são a cor (rosa pálido na população caucasiana, rosa pálido com pigmentação de melanina na população indiana), consistência, contorno, textura, e altura do gengivae.Inflamação, papilas embotadas, embrulhos gengivais abertos, e margens gengivais desiguais diminuem a qualidade estética do sorriso (Morley e Eubank, 2001).

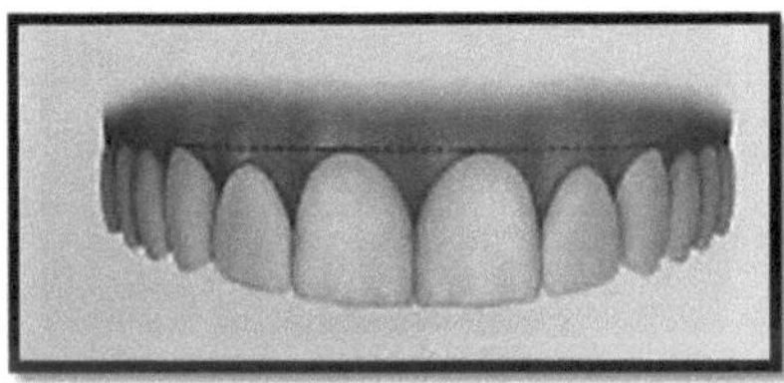

Fig 12: Altura gengival ideal.

ETIOLOGIA E DIAGNÓSTICO CLÍNICO

A exposição anormal dos dentes anteriores gengivais e maxilares pode ocorrer devido a numerosos factores anatómicos ou funcionais, quer hereditários quer inatos. Um lábio superior estreito, uma erupção irregular dos dentes, protuberância excessiva ou crescimento vertical da maxila, e hipermobilidade do lábio superior e do músculo elevador são razões comuns para um Sorriso Gomoso[6] .

Factores Etiológicos do Sorriso Gomoso				Diagnóstico
Skeletal	Maxilar vertical excesso	Rotações maxilares		Facial exame
Dentário	Coroa clínica curta	Incisivos extrudidos	Perda de torque no anteriors	Compensação normal da classe II maloclusão	Análise dentoalveolar
Tecido mole	Morfologicamente lábio superior curto	Lábio hipermóvel		Análise labial
Periodontal	Atraso na migração de gengiva	Hiperplasia gengival		Exame periodontal

Fig 13: Factores etiológicos e diagnóstico do sorriso gengival

Quando um paciente apresenta uma queixa principal do seu sorriso gengival, devem ser tomadas várias medidas para se chegar a um diagnóstico preciso. Além disso, para identificar correctamente as causas etiológicas, anatómicas e patológicas de um sorriso gengival, deve ser utilizado um processo de diagnóstico bem definido[3] .

A avaliação diagnóstica do sorriso gengival inclui os seguintes factores[3] -

1. História médica do paciente
2. Análise facial
3. Análise labial: estática versus dinâmica
4. Análise da posição de repouso
5. Análise dentária: comprimento da coroa e margem incisal
6. Exame periodontal

AVALIAÇÃO DIAGNÓSTICA DO SORRISO GENGIVAL

DADOS DEMOGRÁFICOS SOCIAIS:

A idade do paciente pode indicar a fase eruptiva da dentição, e a saúde global pode indicar ao clínico quaisquer factores que contribuam para o estado do paciente[3] .

A maturação e o envelhecimento têm vários efeitos nos tecidos moles da face.

a) Uma diminuição da altura da linha do lábio maxilar e da exposição dos dentes é encontrada em combinação com um aumento do comprimento do lábio superior.

b) Redução da exposição dos incisivos maxilares na posição de repouso, bem como sorriso

c) A elevação do lábio superior do repouso ao sorriso mostra uma diminuição marginalmente significativa com a idade[7] .

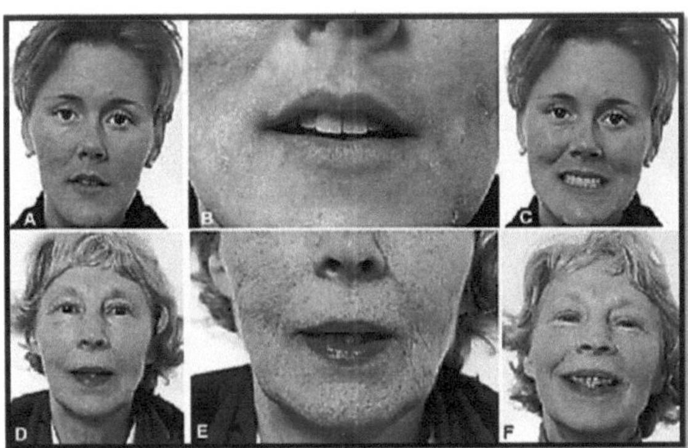

Fig 14: A idade muda com o sorriso.

Diferenças de género com a idade:

a)   A perda da tonicidade labial de repouso é de menor magnitude para os homens do que para as mulheres

b)   Com o aumento da idade, as fêmeas mostraram uma maior percentagem de altura média do sorriso do que os machos

c)   Os homens mostraram uma maior percentagem de tipo de sorriso baixo com idade crescente[8] .

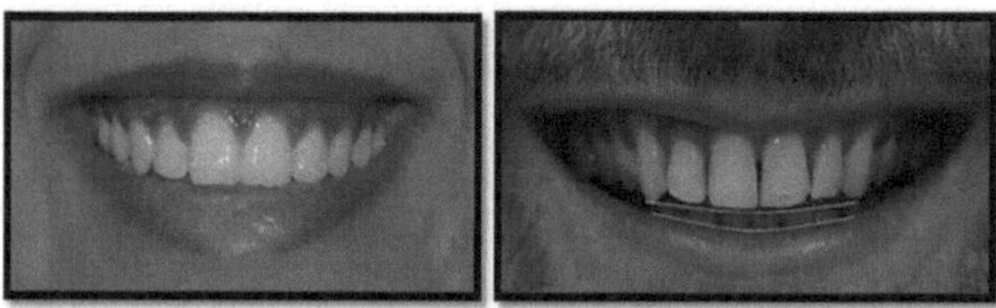

Fig 15: Fêmea mostrando maior altura de sorriso do que macho

ETIOLOGIA DO ESQUELETO

Excesso Maxilar Vertical -
Um aumento na proporção do terço médio da face pode indicar um **excesso vertical do maxilar (VME)**. Muitos autores concordarão que o VME é a causa extra-oral mais comum do sorriso gengival.

As características clínicas do excesso vertical do maxilar incluem...
a) Aumento da altura facial,
b) Lacuna interlabial excessiva com tensão labial para aproximação dos lábios,
c) Exposição excessiva de incisivos em repouso e exposição gengival excessiva no sorriso,
d) Perfil convexo devido à rotação para baixo e para trás da maxila.

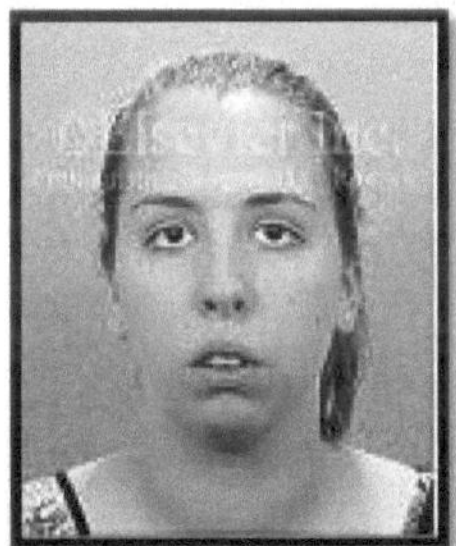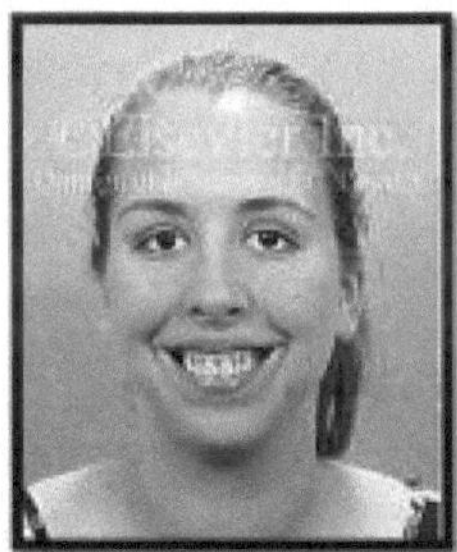

Fig 16: Características extra-orais em VME.

As características intra-orais incluem...
a) Arco maxilar restrito,
b) Mordida cruzada,
c) Mordida aberta anterior,
d) Curva plana ou acentuada de spee,
e) A aglomeração pode ser vista[9] .

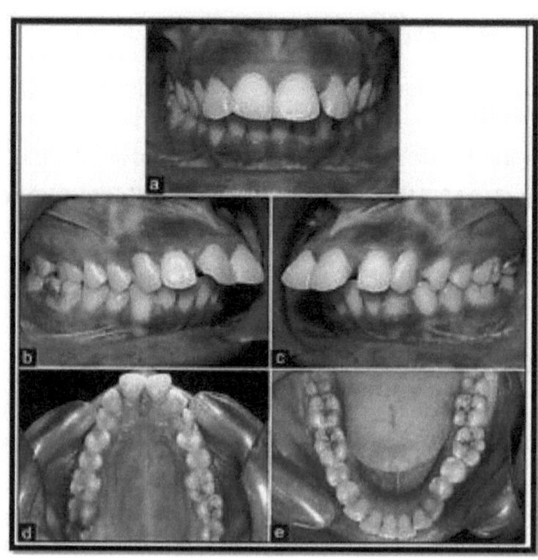

Fig17:Características intra-orais em VME.

Diagnóstico-

Exame facial - **Altura facial...**
Quando medido em repouso, o comprimento do terço médio da face deve ser igual ao comprimento do terço inferior. A face média é medida desde a glabela, o ponto mais proeminente da testa entre as sobrancelhas, até ao subnasal, o ponto abaixo do nariz. A face inferior é medida desde o subnasale até ao menton do tecido mole, que é a borda inferior do queixo[10] .

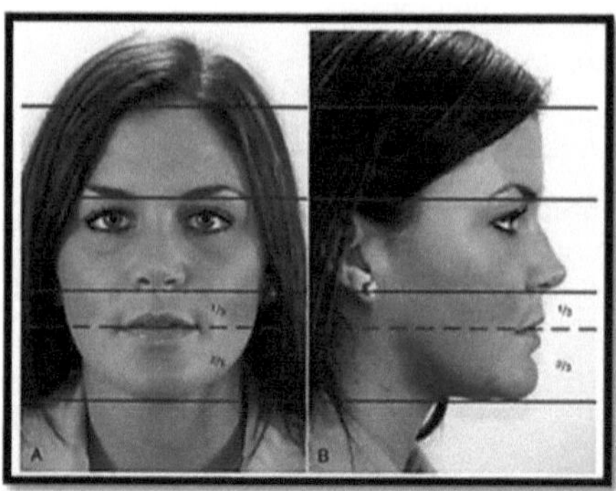

Fig 18: O terço médio da face deve ser igual ao terço inferior da face.

Análise cefalométrica - Cefalometricamente, o excesso vertical maxilar é
tipificado por valores aumentados de <SN-MP, MMA, soma dos ângulos
posteriores (internos) e menor relação facial anterior, mas menor valor da
relação Jaraback[11] .

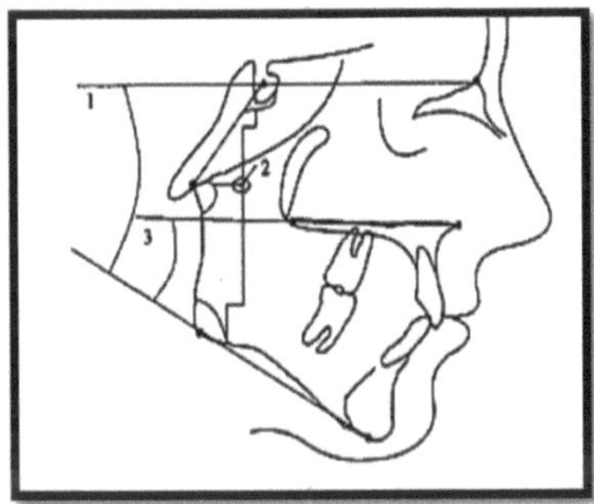

Fig 19: Parâmetros cefalométricos para avaliar o excesso vertical da maxila

1. <SN/ MP: Ângulo formado pela linha de sella nasion e plano mandibular.
2. Soma dos ângulos posteriores (interiores): Soma da sela; ângulo articular
e goníaco
3. MMA: O ângulo formado pelo plano maxilar e o plano mandibular

Os parâmetros esqueléticos e dentários verticais, tal como dados por Charles
Burstone em Cepalometrics for Orthognathic Surgery, indicam as proporções
verticais maxilares[12] .
a) N-ANS (⊥HP) - A distância entre N e ANS medida perpendicularmente ao
HP dá-nos a altura facial do terço médio.
Valores normais - Machos: 54,7+ 3,2mm; Fêmeas: 50,0+ 2,4mm

Qualquer aumento ou diminuição deste valor indica um aumento ou diminuição
da altura do terço médio facial, respectivamente.
b) ANS-Gn (⊥HP) - A distância entre ANS e Gn medida perpendicularmente ao
HP dá-nos a altura do terço inferior da face.
Valores normais - Machos: 68,6+ 3,8mm; Fêmeas: 61,3+ 3,3mm

Qualquer aumento ou diminuição deste valor indica um aumento ou diminuição
da altura facial do terço inferior, respectivamente.
c) U1-NF (⊥NF) - A distância perpendicular da borda incisal do incisivo
superior ao plano palatino é medida.
Valores normais - Machos: 30,6+ 2,1mm; Fêmeas: 27,5 + 1,7mm

Qualquer aumento ou diminuição deste valor indica o aumento ou diminuição da altura dentária anterior superior, respectivamente.

d) L1-MP (⊥MP) - A distância perpendicular entre a borda incisal do incisivo inferior ao MP é medida.

Valores normais - Machos: 45,0+ 2,1mm; Fêmeas: 40,8+ 1,8mm

Qualquer aumento ou diminuição deste valor indica respectivamente um aumento ou uma diminuição da altura dentária anterior

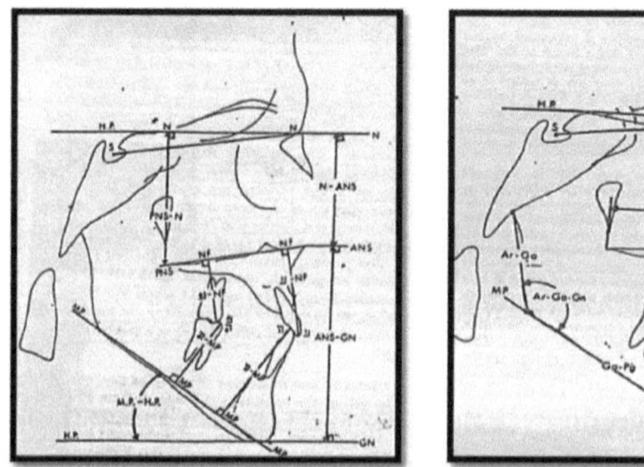
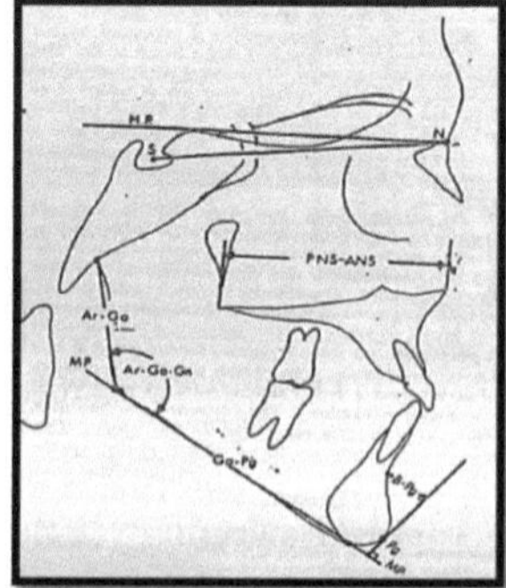

Fig 20: Medidas verticais do esqueleto (angulares e lineares).

Rotações Maxilares-

Uma cara longa não precisa de representar sempre um problema de excesso vertical do maxilar. A sobremordida pode ser profunda ou aberta, dependendo das rotações do plano palatino. Uma **rotação** excessiva **da maxila** no sentido dos ponteiros do relógio também leva a um aumento da exposição incisal causando um sorriso gengival.

A alteração da postura da cabeça secundária à deterioração das vias aéreas causa uma rotação inferior da maxila posteriormente. Isto leva à inclinação do plano palatino para baixo posteriormente produzindo um "efeito de cunha" e causando uma rotação da mandíbula no sentido horário. Isto leva a uma erupção excessiva do segmento anterior como resposta compensatória causando um sorriso gengival[9] .

Diagnóstico-

Análise cefalométrica...

O ângulo de inclinação como descrito por Rakosi é um indicador de rotação maxilar. O ângulo formado pela linha perpendicular descido de Se-N a N' e o plano palatal. O ângulo pequeno indica a inclinação para baixo e para trás da maxila.

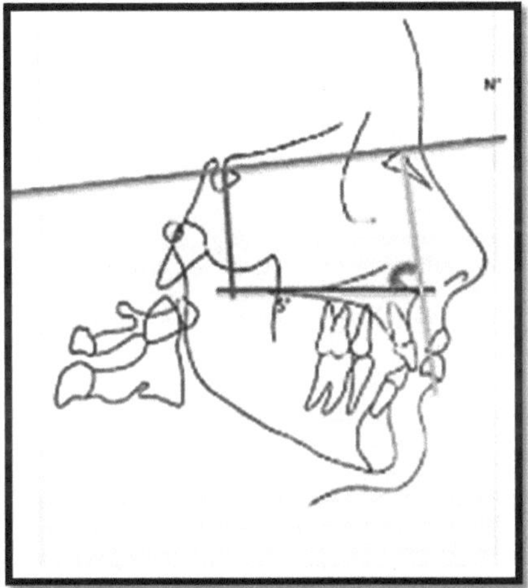

Fig 21: Ângulo inclinado.

ETIOLOGIA DENTÁRIA

Coroa clínica curta...

A altura vertical média dos incisivos superiores é de 10,6mm nos machos e 9,8mm nas fêmeas. Uma coroa clínica curta pode levar a um aumento da exposição gengival. Pode ser devido ao atrito, erupção parcial ou invasão gengival excessiva[9].

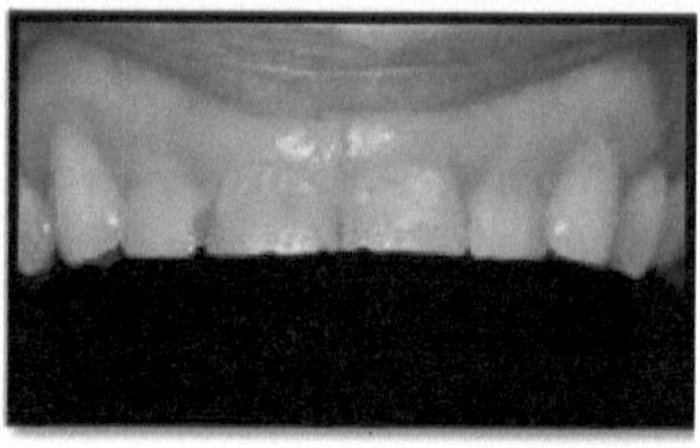

Fig 22a: Coroa clínica curta devido ao atrito

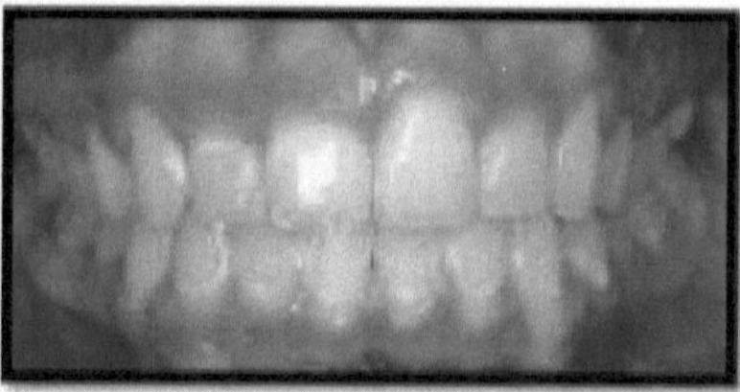

Fig 22b: Coroa clínica curta devido a erupção alterada

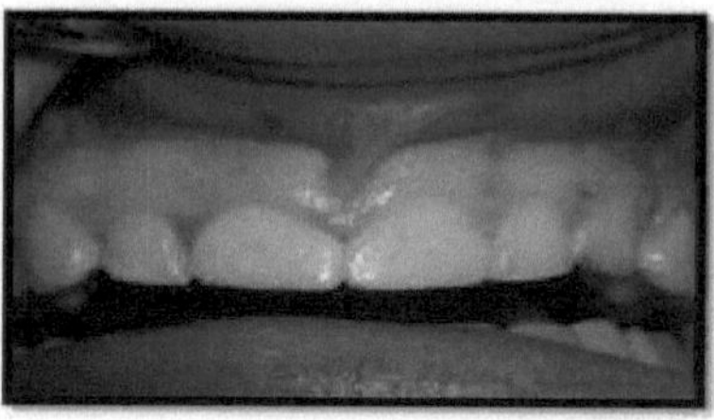

Fig 22c: Coroa clínica curta devido a invasão gengival

Incisivos extrudidos:

A sobreerupção dos incisivos maxilares com o seu complexo dentogengival leva a uma posição mais coronal das margens gengivais e a uma exibição gengival excessiva. Esta condição pode estar associada ao desgaste dos dentes na região anterior (incisivo compensatório sobre a erupção) ou à mordida profunda anterior[9] .

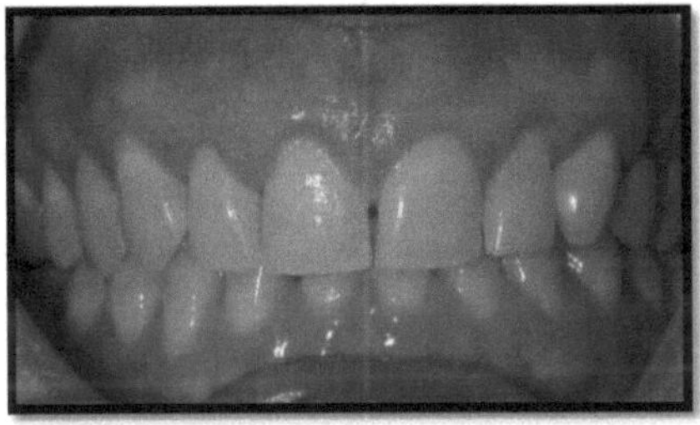

Fig 23: Incisivos extrudidos

Perda de torque ou de incisivos maxilares de ponta palatina:

Nos casos de Classe II Div2, os incisivos superiores são palatabilizados. Enquanto a retracção ortodôntica, se o torque não for controlado, leva a um aumento da exposição incisal e gengival. A monitorização cuidadosa dos parâmetros verticais e o conhecimento sólido da biomecânica é essencial para evitar a situação clínica[9] .

Compensação normal da maloclusão de Classe II:

Os incisivos superiores verticais são vistos em compensação por deficiência mandibular ou má oclusão de classe II e resultam numa exibição gengival excessiva devido ao posicionamento inferior da coroa. Em casos de rotação inferior da maxila posterior com o plano palatino inclinado para baixo posteriormente, há uma erupção excessiva dos dentes posteriores superiores, resultando numa rotação da mandíbula para baixo e para trás. Como compensação há uma erupção aumentada dos incisivos maxilares e mandibulares[9] .

Análise dentoalveolar...

a. Exame clínico

b. Análise cefalométrica

a) Exame clínico

Exibição de incisivos centrais em repouso -

Quando o lábio maxilar está em repouso, aproximadamente 3mm a 4mm dos incisivos centrais maxilares são exibidos em fêmeas adultas jovens; aproximadamente 2mm menos é exibido em machos adultos jovens[10] .

Para manter um registo desta condição, é possível utilizar uma radiografia cefalométrica lateral padrão dos lábios em repouso e medir a distância em milímetros entre a borda incisal do incisivo central maxilar e o contorno inferior do lábio superior[13] .

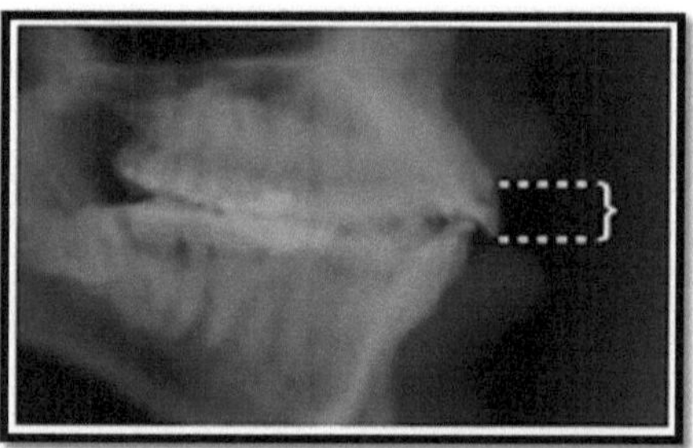

Fig 24: Visualização do incisivo central maxilar durante o repouso.

Relação largura/comprimento dos incisivos maxilares -

A razão conhecida como "padrão de ouro" determina que a largura dos incisivos superiores deve ser aproximadamente 80% do seu comprimento com variações aceitáveis entre 65% e 85%, enquanto que para os incisivos laterais superiores essa mesma razão deve ser de cerca de 70%. As dimensões verticais e horizontais dos dentes devem ser comparadas com as proporções conhecidas.

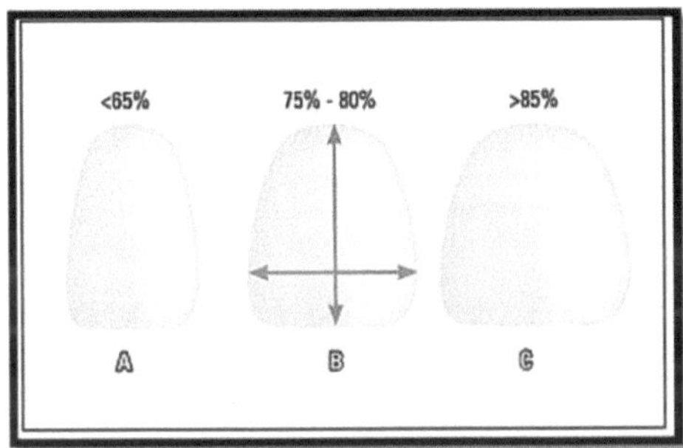

Fig 25: Incisivos centrais superiores com proporções diferentes, indicando que os dentes são: A) Estreito e longo, B) Proporcional, C) Curto e quadrado.

Em assuntos com sorriso gengival - é importante avaliar se as coroas dos dentes anteriores parecem muito curtas[13] .
Ao analisar a borda incisal e a idade do paciente, o médico pode determinar se a discrepância de comprimento está localizada na margem incisal ou na margem gengival, porque a quantidade de dentina exposta indica a quantidade de desgaste.

b) Análise cefalométrica[14]

Amr Hayani, Jamal Dabbas e Mayada Zeitoun conduziram um estudo cefalométrico para avaliar vários parâmetros dentoalveolares retratando o sorriso gengival.

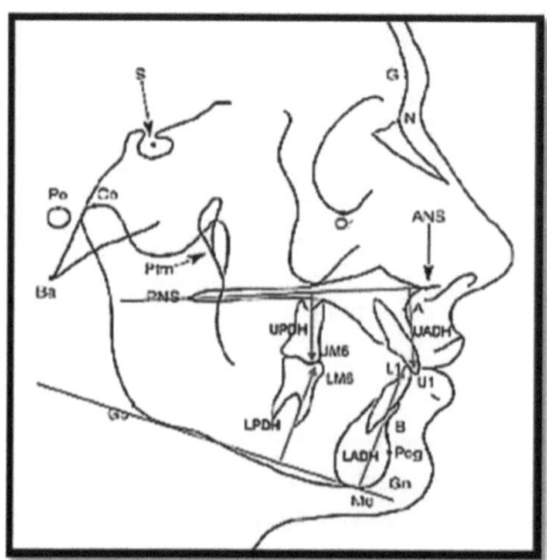

Fig 26: Medidas cefalométricas (medidas da altura dentoalveolar)-

i) Altura dentária anterior superior (UADH): O comprimento perpendicular de uma linha caiu de U1 para o plano palatino,

ii) Altura dentária posterior superior (UPDH): O comprimento perpendicular de uma linha caiu de UM6 para o plano palatino,

iii) UADH/UPDH: A relação entre a altura dento-alveolar anterior superior e a altura dento-alveolar posterior superior,

iv) Altura dentária anterior inferior (LADH): O comprimento perpendicular de uma linha caiu de L1 para o plano mandibular,

v) Altura dentária posterior inferior (LPDH): O comprimento perpendicular de uma linha caiu de LM6 para o plano mandibular,

vi) LADH/LPDH: A relação entre a altura dento-alveolar anterior inferior e a altura dento-alveolar posterior inferior.

ETIOLOGIA DOS TECIDOS MOLES

Lábio superior curto:

O lábio superior morfologicamente curto ou o comprimento curto do filtrum é uma das causas comuns do sorriso gengival.
O comprimento médio do lábio maxilar é -
a) **20mm a 22mm** em **fêmeas** adultas jovens
b) **22mm a 24mm** em **machos** adultos jovens.

Medidas inferiores a isto podem ser classificadas como um **lábio curto** e os pacientes podem apresentar incompetência labial e um sorriso gengival[9] .

Diagnóstico
Comprimento do lábio maxilar...

Para avaliar o comprimento do lábio superior é necessário medir a altura do filtrum e das comissuras labiais. A altura do filtrum reflecte-se na distância entre os pontos subnasale (Sn) e Stomion (St) do lábio superior. A altura da comissão é obtida medindo perpendicularmente a distância entre estas estruturas (C1 e C2) e as suas projecções (C1'e C2') numa linha horizontal que une as duas bases das asas. Esta diferença pode ser explicada pelo amadurecimento diferencial dos lábios durante o crescimento. Normalmente, quando isto acontece em adultos, causa uma maior exposição dos incisivos durante o repouso e a fala[13] .

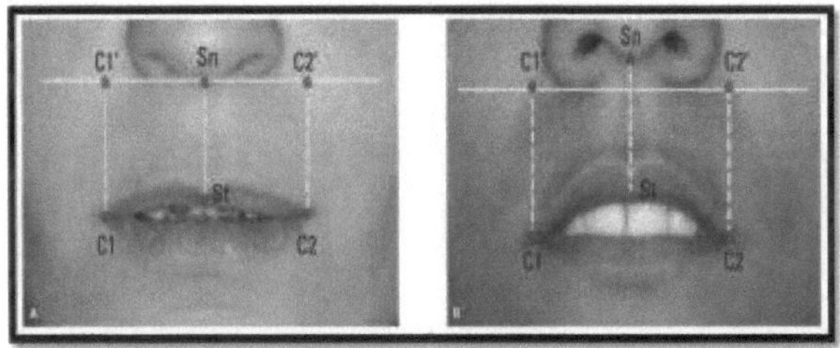

Fig 27: Medição do comprimento do lábio superior A. Lábio superior longo B. Lábio superior curto

A hipermobilidade do lábio superior está associada a uma hiperfunção do lábio músculos do elevador e basicamente leva a uma exibição gengival excessiva (9)
Para além do músculo que envolve os lábios internamente (orbicularis oris), vários outros grupos musculares influenciam o movimento dos lábios superiores, ou seja
Levator muscle ofupper lip, levator muscle of upper lip and nose wing, levator muscle of the cornerof the mouth, zygomatic major, zygomatic minor, depressor of the nasal septum13

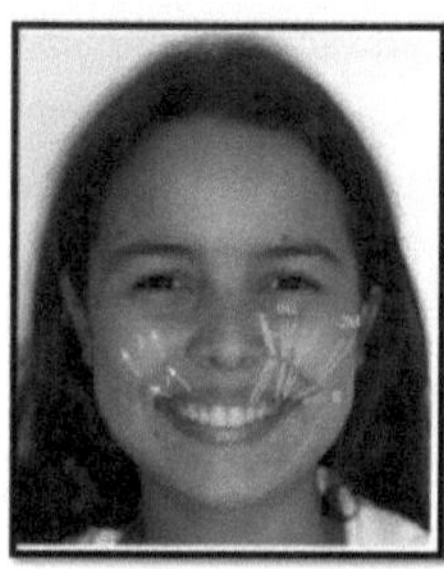

Fig 28- Músculos faciais envolvidos na dinâmica do sorriso - alavancas superiores dos lábios (ULL), zigomático principal (ZM), fibras superiores do músculo bucinador (B).

De acordo com a classificação do Rubin, existem **três tipos de sorrisos:**
a) O **sorriso de "Mona Lisa"**, onde as comissuras labiais são
   deslocado para cima através da acção do músculo zigomático principal
b) O **"sorriso canino"**, quando o lábio superior é elevado de forma uniforme
c) O **"sorriso complexo"**, quando o lábio superior se comporta como o "sorriso canino" e o lábio inferior se move de forma inferior, expondo os incisivos inferiores[13] .

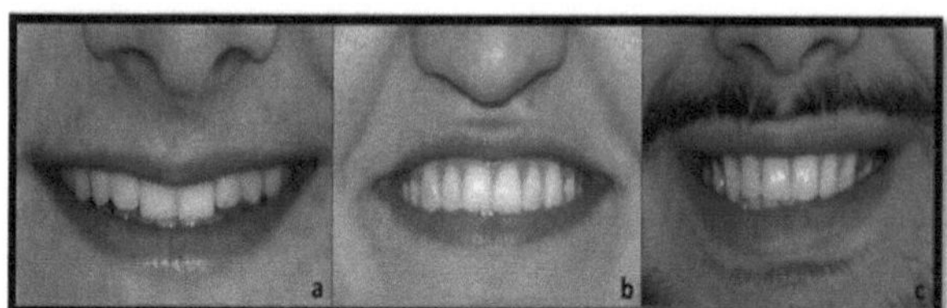

Fig 29: Tipos de sorriso: a) Sorriso Monalisa b) Sorriso canino c) Sorriso complexo

Diagnóstico-

Mobilidade do lábio superior...

A mobilidade do lábio superior é a principal característica a considerar na avaliação dos tecidos moles envolvidos no sorriso. Em pacientes com sorriso gengival com proporções faciais normais, comprimento do lábio dentro dos limites médios, gengiva marginal localizada perto da CEJ e relação de comprimento da largura normal, a etiologia pode estar associada à hiperactividade dos músculos que movem o lábio superior durante o sorriso[13] .

Distância interlabial em repouso...

Os pacientes com lábio superior normal e espaço interlabial reduzido podem apresentar uma exposição gengival excessiva no sorriso. O espaço interlabial é medido desde o lábio superior inferior (ULI) até ao lábio inferior superior (LLS). Quando o espaço interlabial em repouso é normal (1-3 mm), o sorriso gengival é considerado como tendo uma origem predominantemente muscular. A principal causa do aumento do espaço interlabial é a desarmonia dentosquelética (excesso vertical do maxilar e/ou protrusão dos incisivos superiores)[13] .

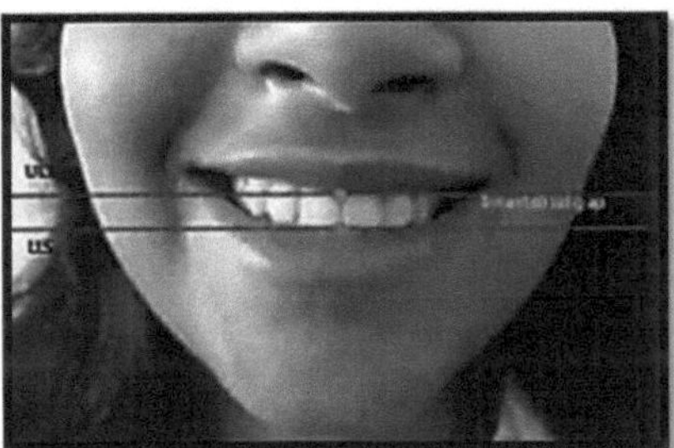

Fig 30: Lacuna interlabial medida do lábio superior inferior (ULI) para o superior do lábio inferior (LLS)

ETIOLOGIA PERIODONTAL

Erupção passiva alterada:

Na adolescência, a contribuição periodontal da gengiva do sorriso é o resultado da migração apical atrasada da margem gengival sobre os dentes anteriores. Como os dentes irrompem durante a infância e adolescência, a margem gengival migra apicalmente até atingir a sua posição adulta normal. Na maioria dos adultos, a margem gengival é posicionada cerca de 1 mm coronal para o CEJ. Este nível é atingido durante o final da adolescência[9] .

Diagnóstico:

Se o paciente apresenta um dente curto clínico, a etiologia deve ser identificada se é devido a inflamação, hiperplasia gengival, ou erupção **alterada**. É necessário determinar um lábio hipermóvel antes de se fazer o diagnóstico de erupção alterada.

Um elemento chave para se chegar a um diagnóstico é anotar a localização da junção amelocementária (CEJ) no sulco gengival. Normalmente nível de CEJ - Apenas apical à margem gengival livre da coroa. Em erupção passiva alterada - A CEJ pode residir até 10 mm apicalmente à margem gengival livre.

Classificação de PassiveEruption Altered	
Tipo I-Subtipo A	MGJ- MGJ apical à crista alveolar resultando numa larga faixa de tecido queratinizado(>3mm) Crista óssea - > 2mm do CEJ
Tipo I-Subtipo B	MGJ- MGJ apical à crista alveolar resultando numa larga faixa de tecido queratinizado(>3mm) Crista óssea - < 2mm ou no CEJ
Tipo II- Subtipo A	MGJ- MGJ coronal a crista óssea resultando numa banda inadequada ou mínima de tecido queratinizado(<2mm) Crista óssea - > 2mm do CEJ
Tipo II- Subtipo B	MGJ- MGJ coronal a crista óssea resultando em banda inadequada ou mínima de tecido queratinizado(<2mm) Crista óssea - < 2mm ou no CEJ

Se o CEJ puder ser detectado no sulco gengival, e todas as outras etiologias tiverem sido excluídas, pode ser feito um diagnóstico de erupção passiva alterada[3] .

Hiperplasia gengival...

O comprimento reduzido da coroa clínica também pode ser causado pelo excesso de cobertura gengival. Isto pode ser o resultado de inflamação crónica bacteriana e de medicamentos com aumento de placa bacteriana. As diferenças hormonais que ocorrem na gravidez e puberdade, além do uso de contraceptivos orais, têm sido associadas ao crescimento excessivo da gengivite[15] .

Apesar dos factores etiológicos envolvidos no sorriso gengival, algumas questões devem ser necessariamente consideradas durante a avaliação clínica.

Registo sistemático de - (a) distância interlabial em repouso,

(b) Exposição dos incisivos superiores durante o repouso e a fala,

(c) arco do sorriso,

(d) relação largura/comprimento dos incisivos maxilares e (

(e) características morfofuncionais do lábio superior por meio de uma lista de verificação[13] .

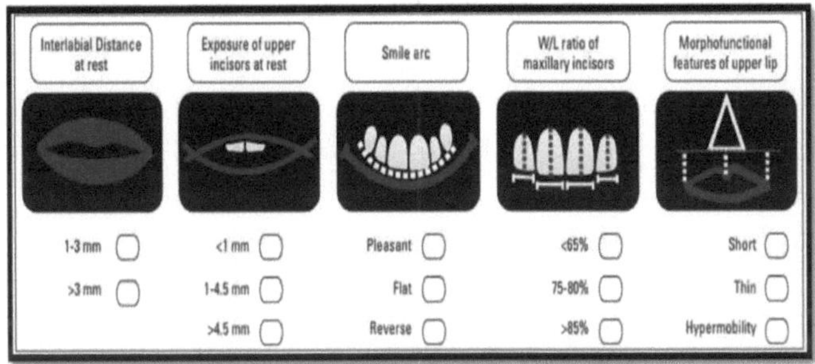

Fig 31: Lista de verificação sugerida com cinco itens para avaliar as características dentolabiais.

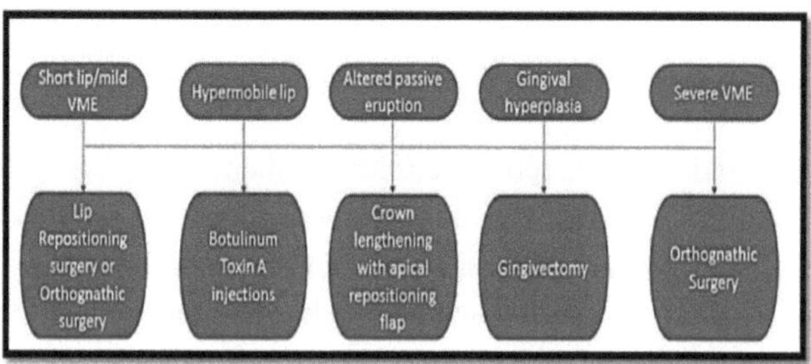

Fig 32: Várias abordagens de tratamento ao sorriso gengival de acordo com a etiologia[3] .

EM INDIVÍDUOS EM CRESCIMENTO:

Tratamento Interceptivo

(i) Myoterapia: O principal objectivo da mioterapia é a criação da função muscular orofacial normal para ajudar ao crescimento e desenvolvimento da oclusão normal[16] .

- **Exercício:**

✓ Verificou-se que os exercícios de treino labial influenciam favoravelmente a morfologia dos lábios, aumentando a altura de ambos os lábios e diminuindo a lacuna interlabial[17] .

✓ O paciente é instruído a esticar o lábio superior para baixo e pressioná-lo contra os incisivos superiores. O lábio inferior é esticado para cima e dobrado por fora sobre o lábio superior. O exercício deve ser realizado três vezes por dia, durante um tempo total de 10 minutos por dia[17] .

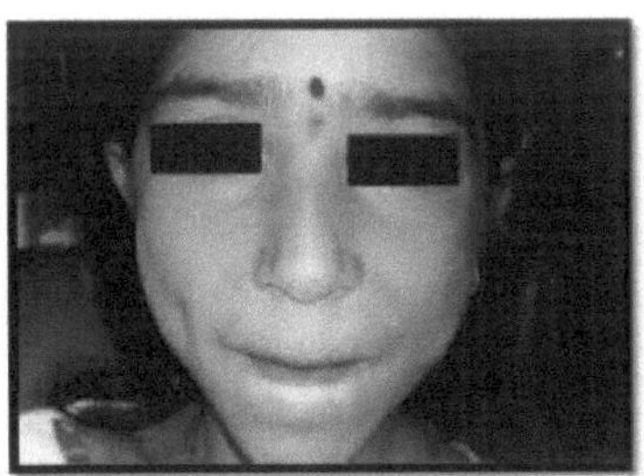

Fig 33: O exercício labial

- **Myoappliance:**

✓ **Aparelho de rastreio vestibular** - Este aparelho estende-se ao sulco vestibular e elimina a pressão sem criar tensão no periósteo, para melhorar o osso no periósteo. Estes aparelhos removem hábitos de sucção anormais, disfunções labiais e estabelecem um selo oral adequado[16] .

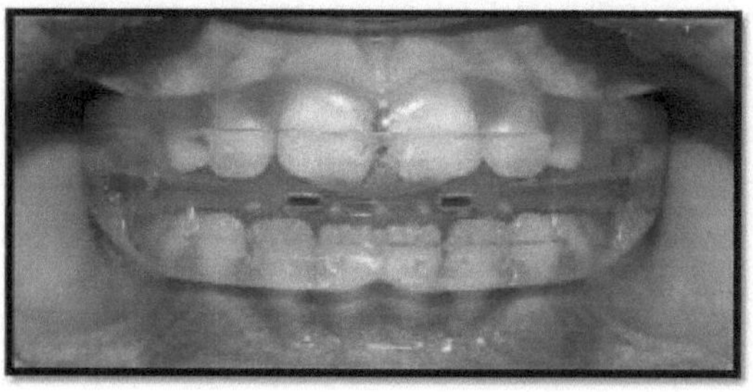

Fig 34: Tela Vestibular

(ii) Aparelho Ortopédico e Ortodôntico -
• Chapéus de tracção alta com/sem tala de maxilar:

O arnês de tracção alta por si só modifica o crescimento maxilar e a erupção compensatória dos molares mandibulares impede a auto-rotação da mandíbula e o controlo da altura facial anterior - Creekmore e Pearson.- O arnês de tracção alta ligado a uma tala modifica mais eficazmente o crescimento maxilar para uma direcção mais postero-superior e esta é uma abordagem eficaz para os excessos verticais maxilares - Melsen e Caldwell.

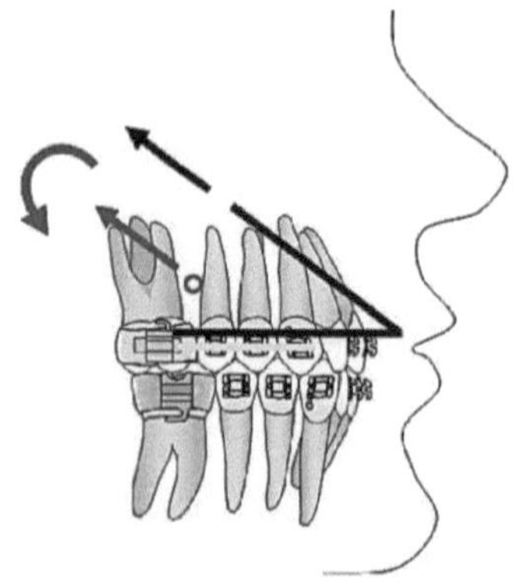

Fig 35: Chapéus de tracção alta

• **A tala maxilar** é um dos aparelhos eficientes para controlar o excesso vertical da maxila durante a fase ortopédica da terapia anterior à movimentação dentária com aparelhos fixos.

• A filosofia por detrás da utilização da tala de maxilar é que se a força entregue ao maxilar superior envolvesse a utilização de todos os dentes superiores em vez de apenas os primeiros molares superiores, o efeito sobre o maxilar seria mais ortopédico do que ortodôntico por natureza.

• O conceito de tala de cobertura completa de maxilar com aparelho de tracção alta foi introduzido por **Raymond Thurow.** Ele acreditava que são necessárias forças pesadas para segurar o maxilar em plano vertical que pode ser dissipado sobre uma área de base maior.

• A tala acrílica com arnês (tração alta) produz um deslocamento superior e distal da maxila, redução do ângulo SNA, rotação no sentido horário do plano palatal e relativa intrusão do molar superior com aumento da erupção do molar inferior, diminuição do crescimento mandibular e aumento do ângulo SNB.- Caldwell (AJO-84)[17] .

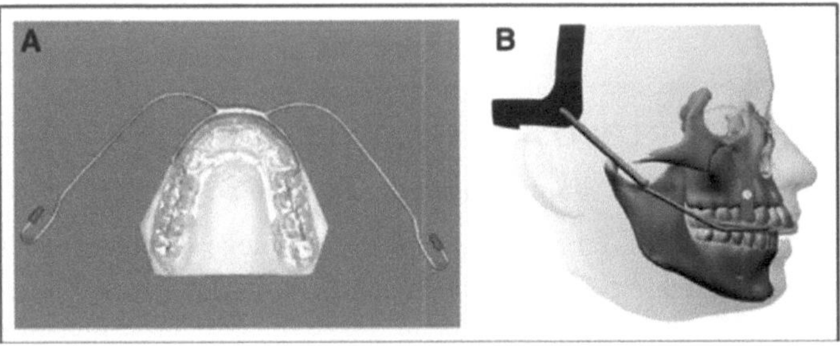

Fig 36: A. Aspecto oclusal B. A seta indica a direcção da tracção extra-oral de tracção elevada

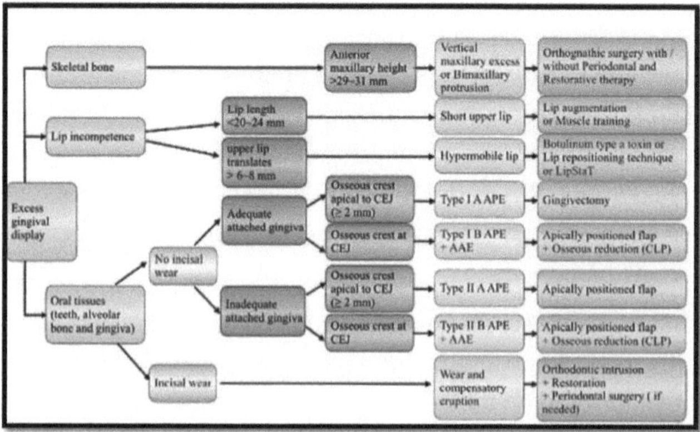

Fig 37: De acordo com o fluxograma de diagnóstico do sorriso gengival, os dentistas poderiam comunicar-se entre si e fazer planos de tratamento facilmente. (APE: erupção passiva alterada, AAE: erupção activa alterada)

A.ABORDAGEM ORTODÔNTICA:

(i). Intrusão Ortodôntica usando Arcos de Intrusão...

Casos com crescimento vertical excessivo do complexo dentoalveolar anterior superior mostram geralmente extrusão e retroclinação dos incisivos superiores, sobremordida profunda, e sorriso gengival. Estes tipos de casos podem ser bem tratados com Intrusão.

Mecanismo Intrusivo Básico[18] :

Há **seis grandes princípios** que regem a correcção de sobremordidas profundas por intrusão com uma técnica de arco segmentado (dada por Charles Burstone)
1. Utilização de uma magnitude óptima de força e a entrega constante desta força com molas de baixa taxa de deflexão de carga
2. Utilização de contacto pontual na região anterior
3. Posição da selecção cuidadosa do ponto de aplicação da força em relação a todos os dentes a serem intrudidos.
4. Intrusão selectiva baseada na geometria do dente anterior

5. Controlo sobre as unidades reactivas através da formação de uma unidade de ancoragem posterior

6. Inibição da erupção dos dentes posteriores e evitar a mecânica eruptiva indesejável

Biomecânica de arcos de intrusão...

A verdadeira intrusão é obtida quando uma força intrusiva é dirigida através do centro de resistência dos dentes anteriores. A força intrusiva é normalmente aplicada à superfície labial dos incisivos, o que produz um momento que tende a fazer as coroas disparar para a frente e a mover as raízes lingualmente.

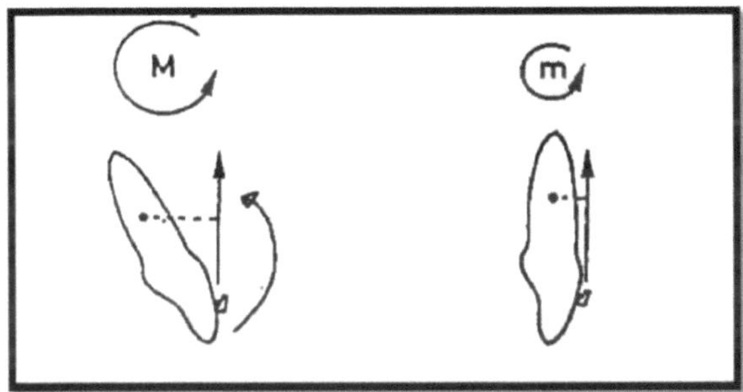

Fig 38: Análise da situação biomecânica

Se os incisivos forem queimados, a força intrusiva é aplicada no braquete dos incisivos queimados que está anterior ao centro de resistência dos dentes anteriores;

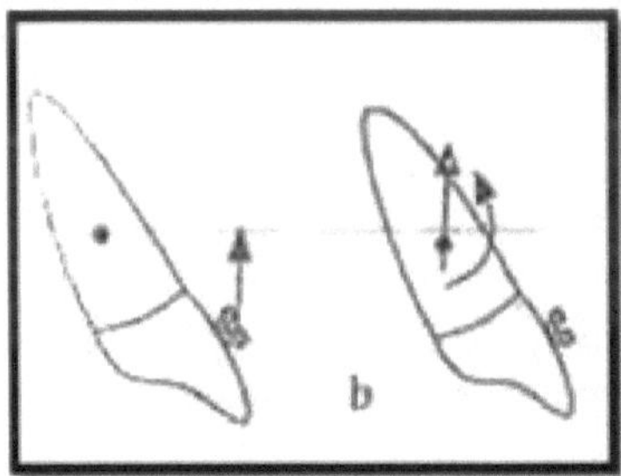

Fig 39: Força intrusiva aplicada sobre o incisivo queimado

Ocorre mais queima, pelo que o desenho do aparelho deve incluir o segmento distal em relação ao segmento anterior; separar a mola traseira da ponta esquerda e da ponta direita para libertar a força intrusiva. Isto irá redireccionar a força intrusiva ao longo do longo eixo dos incisivos, podendo ser obtida uma verdadeira intrusão.

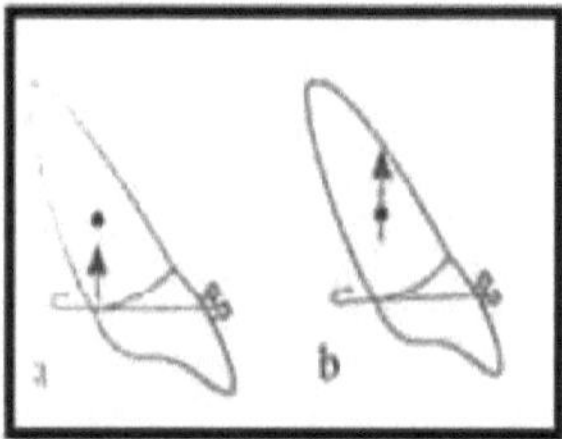 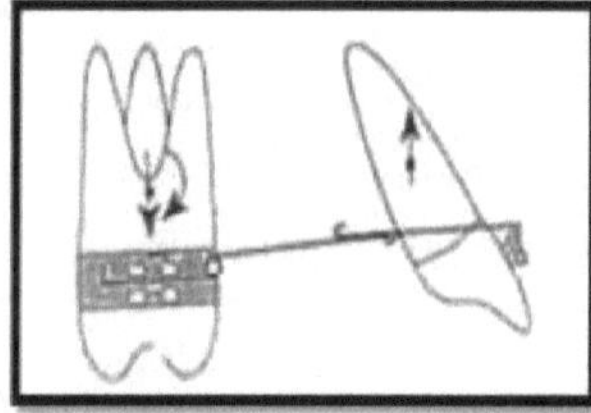

Fig 40: Mola de retorno da ponta separada incluída para evitar mais queima de incisivos

Arcos de intrusão[19] -

S. No.	Intrusion arches	Year	Given by	wire	site of application
1.	Utility arches	1950s	Robert m Ricketts	0.016x 0.016 Blue elgiloy wire	INCISORS
2.	Connecticut intrusion arch	1998	Ravindra Nanda	0.016X0.022NiTi,0.017X 0.025 NiTi alloy Ni free βIII CNA	INCISORS
3.	Burstone Intrusion Arch	1950s	Burstone	0.017x0.025 inch TMA wire	INCISORS
4.	Tip Back Springs (Intrusion Springs)		Burstone	0.017x0.025 inch TMA wire	MOLARS

Fig 41: Vários arcos de Intrusão

Arcos de Utilidade Arco de Utilidade é um fio constante que se estende transversalmente sobre ambas as secções bucais que liga apenas os principais molares perpétuos e os quatro incisivos. Criado pela norma biomecânica retratada por Burstone (1966, 1977) Material - fio de cobalto-cromo (por exemplo, fio de elgiloy azul).Tamanho - Para uma máquina de abertura 0,018, o tamanho adequado de fio para curva mandibular é 0,016x 0,022 ou 0,016x 0,016 x 0,016 fio e para curva maxilar 0,016x0,022 fio é prescrito.Para um aparelho de abertura 0,022 fio 0,019x 0,019 fio pode ser utilizado em qualquer curva. Os vários arcos de Intrusão utilizados são descritos.

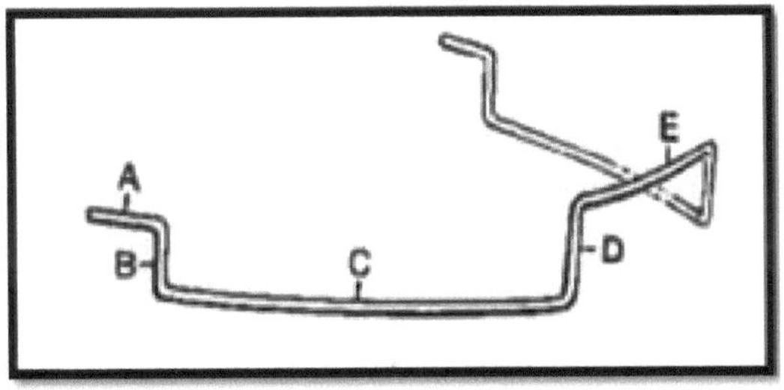

Fig 42: Arco utilitário - A. Fragmento molar, B. Fragmento vertical posterior, C. Fragmento vestibular, D. Fragmento vertical anterior, E. Fragmento incisal

Arco de Intrusão de Connecticut

O Arco de Intrusão de Connecticut introduzido por Ravindra Nanda incorpora as características do arco de utilidade, bem como as do arco de intrusão convencional. Material - fabricado a partir de ligas de Níquel - Titânio, uma vez que é o material de escolha para fornecer forças contínuas sob grande activação. Os tamanhos acessíveis são 0,016x 0,022 e 0,017x 0,025. A curva de intrusão de NiTi Connecticut utilizada para a intrusão total dos dentes da frente, incluindo a ponta do molar para trás para rectificação de Classe II, cantões oclusais, queima de incisivos, etc.

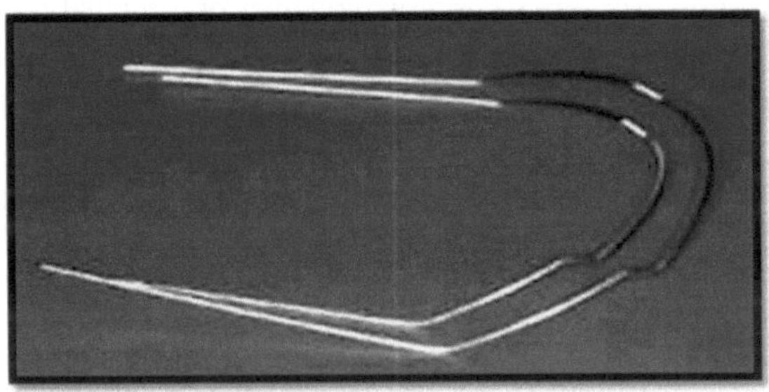

Fig 43: Arco de Intrusão de Connecticut

Arco de Intrusão de Burstone

Neste fio TMA de 0,017x0,025 polegadas é utilizado para produzir baixas potências, a longo prazo, para uma intrusão forçada.
O fio produzido utilizando composto tem alta memória e baixas taxas de evasão de carga que produzem poucos aumentos de desactivação após algum tempo e diminuem a quantidade de arranjos de reactivação.

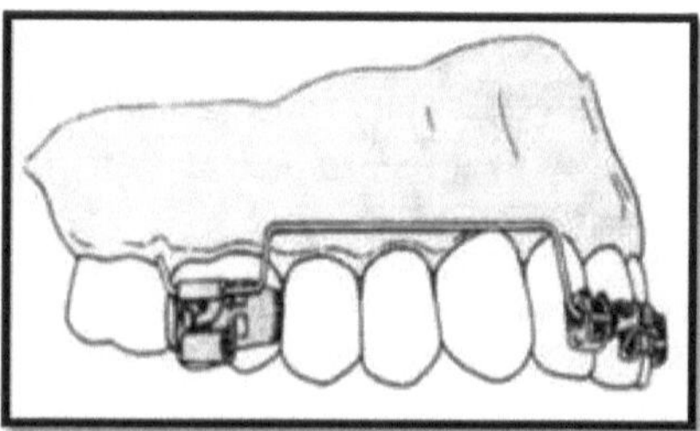

Fig 44: Arco de Intrusão de Burstone

Molas de retorno de ponta

Material- É feito de fio 0,017 x 0,025 TMA. Pode ser utilizado fio TMA sem hélice e fio SS da mesma medida com hélice. Desenho - Os molares de âncora devem ser reforçados com um T.P.A no arco superior e lingual no arco inferior. Uma hélice é formada dobrando o arame gingivalmente mesial ao tubo molar. A extremidade mesial da mola é dobrada num gancho e é engatada distalmente ao incisivo lateral, que segundo Burstone é o centro aproximado de resistência dos quatro incisivos. A extremidade mesial da mola encontra-se passivamente na altura da prega vestibular e a mola é activada puxando o gancho para baixo e engatando-o ao fio do arco.

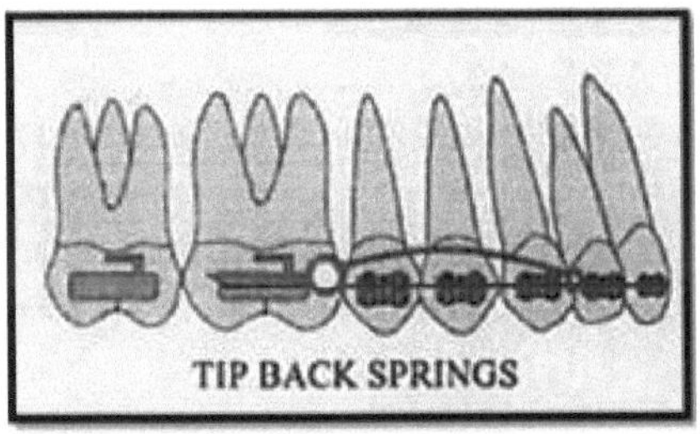

Fig 45: Molas basculantes

(ii) Intrusão ortodôntica usando mini-implantes -

Os mini parafusos são dispositivos eficazes para realizar a intrusão dos incisivos superiores. Podem ser aplicados diferentes mecanismos, dependendo dos objectivos do tratamento. A intrusão dos incisivos superiores e inferiores, reduzindo a sobremordida, pode ser facilmente conseguida colocando mini parafusos na área anterior inter-radicular e aplicando a mecânica apropriada[20] .

Um ou dois mini parafusos podem ser colocados entre incisivos centrais, incisivos centrais e laterais ou incisivos laterais e caninos e, desde que os mini parafusos sejam localizados correctamente, pode ser obtido um bom resultado com uma protrusão mínima dos incisivos[21] .

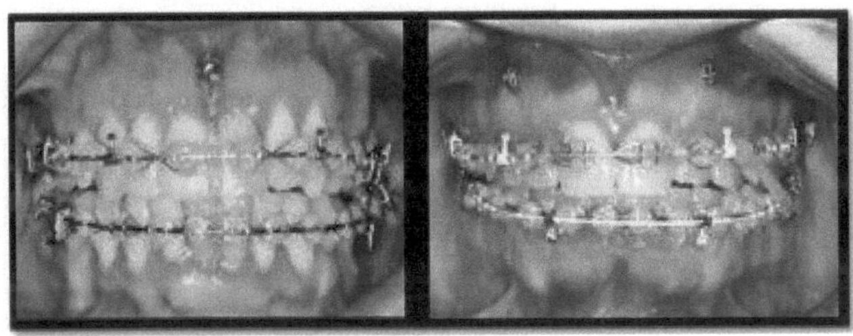

Fig 46: Diferentes locais de colocação de mini-implantes

(iii) Intrusão ortodôntica usando arco de Intrusão e mini-implante

A utilização de mini implantes para intrusão revolucionou a ancoragem ortodôntica e a biomecânica ao tornar a ancoragem perfeitamente estável.
A utilização da mecânica convencional de intrusão com mini-implantes tem-se revelado eficaz ao longo dos anos para a intrusão de antenas maxilares21.

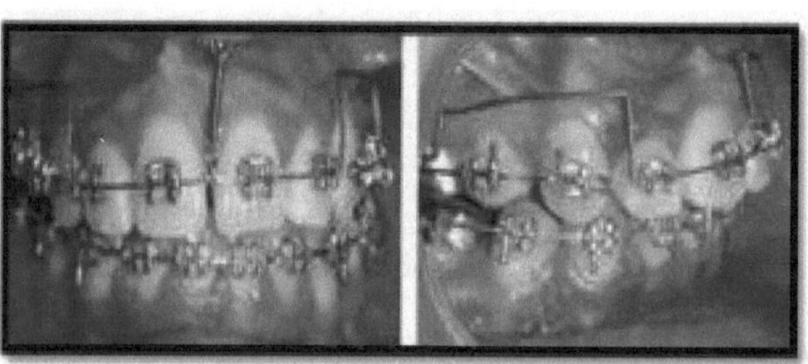

Fig 47: Mecânica convencional de intrusão com implante médio para intrusão de incisivos maxilares

(iv) Intrusão Ortodôntica usando alinhadores claros e TADS:

Em casos adultos de mordedura profunda que requerem intrusão vertical utilizando apenas um aparelho de alinhamento é difícil. Os DATs colocados na gengiva alveolar maxilar combinados com um tratamento alinhador são eficazes para controlar a intrusão vertical dos dentes anteriores maxilares[22] .

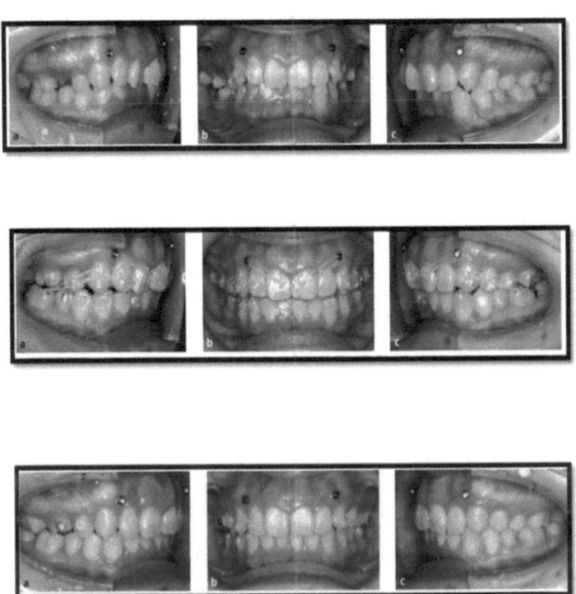

Fig 48a: Fotografias do progresso do tratamento a 1 mês
Fig 48b: Fotografias do progresso do tratamento aos 8 meses
Fig 48c: Fotografias do progresso do tratamento aos 14 meses

B. ABORDAGEM CIRÚRGICA

O tratamento ortodôntico-cirúrgico do excesso maxilar por reposicionamento maxilar é aceitável, pois baseia-se na estabilidade esquelética e nas modificações dos tecidos moles[23] . Além disso, esta abordagem permite o estabelecimento de um equilíbrio entre os dentes e as estruturas faciais, proporcionando benefícios estéticos e funcionais para os pacientes[24] .

Le Fort I (L-1) osteotomias são estratégias geralmente necessárias para tratar o excesso vertical do maxilar e constituem um grande avanço na cirurgia ortognática para tratar deformidades esqueléticas graves[25] .especialmente em pacientes com caras longas.

Uma parte do maxilar é removida e o maxilar é impactado para uma posição pré-determinada. Além disso, a osteotomia mandibular é muitas vezes indispensável para estabelecer uma relação oclusal estável e harmonizar a estética facial[26] .

A abordagem cirúrgica para pacientes de face longa inclui quase sempre uma osteotomia de Le Fort I para reposicionar a maxila de forma superior. Estudos sugerem a utilização da osteotomia do ramo mandibular para avançar ou retrair a mandíbula.

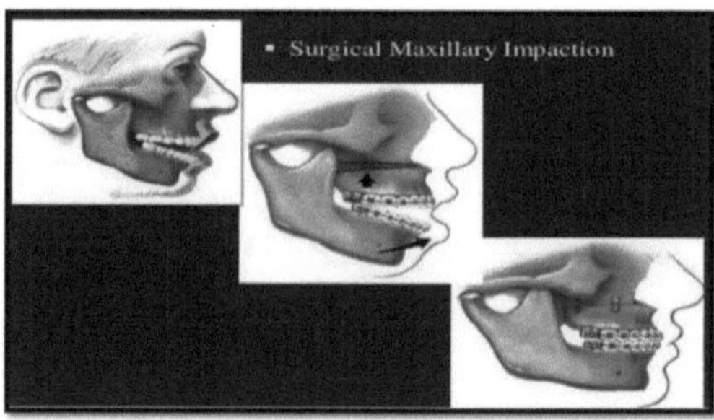

Fig 49: Impacto cirúrgico da maxila

Table 1	Classification of vertical maxillary excess'	
Degree	Gingival and mucosal display (mm)	Treatment modalities
I	2–4	Orthodontic intrusion Orthodontics and periodontics Periodontal and restorative therapy
II	4–8	Periodontal and restorative therapy Orthognathic surgery (Le Fort I osteotomy)
III	≥ 8	Orthognathic surgery with or without adjunctive periodontal and restorative therapy

Fig 50: Modalidades de tratamento de acordo com o grau de excesso vertical do maxilar[27].

C. ABORDAGEM INTERDISCIPLINAR

(i). Procedimentos de Alongamento da Coroa...

O alongamento clínico da coroa é **"um procedimento cirúrgico concebido para aumentar a extensão da estrutura dentária supragengival para fins restauradores ou estéticos através do posicionamento apical da margem gengival, removendo o osso de suporte, ou ambos"** (glossário AAP de termos periodontais, 2001)[28].

Diferentes formas de erupção passiva alterada foram classificadas, permitindo aos clínicos diagnosticar e tratar estes casos em conformidade. Os defeitos tipo 1 e tipo 2 baseiam-se na localização da Junção Mucogingival (MGJ) em relação à crista óssea alveolar. Estes são ainda classificados em defeitos de subtipo A e B que consideram a posição da crista óssea em relação à CEJ[29].

As diferentes modalidades de tratamento para as diferentes formas de erupção passiva alterada.

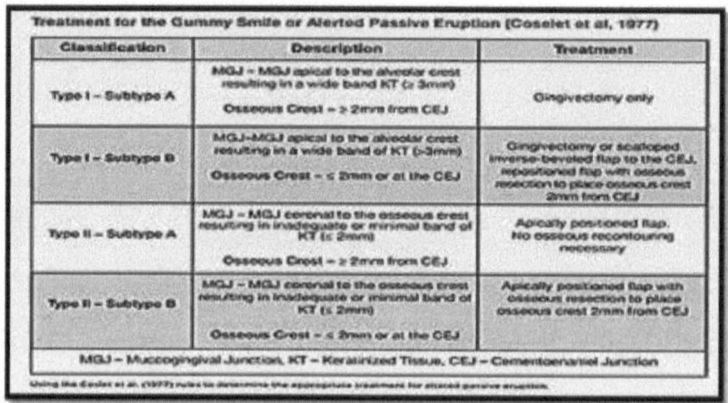

Treatment for the Gummy Smile or Alerted Passive Eruption (Coselet et al, 1977)

Classification	Description	Treatment
Type I – Subtype A	MGJ – MGJ apical to the alveolar crest resulting in a wide band KT (≥ 3mm) Osseous Crest – ≥ 2mm from CEJ	Gingivectomy only
Type I – Subtype B	MGJ–MGJ apical to the alveolar crest resulting in a wide band of KT (>3mm) Osseous Crest – ≤ 2mm or at the CEJ	Gingivectomy or scalloped inverse-bevelled flap to the CEJ, repositioned flap with osseous resection to place osseous crest 2mm from CEJ
Type II – Subtype A	MGJ – MGJ coronal to the osseous crest resulting in inadequate or minimal band of KT (≤ 2mm) Osseous Crest – ≥ 2mm from CEJ	Apically positioned flap. No osseous recontouring necessary
Type II – Subtype B	MGJ – MGJ coronal to the osseous crest resulting in inadequate or minimal band of KT (≤ 2mm) Osseous Crest – ≤ 2mm or at the CEJ	Apically positioned flap with osseous resection to place osseous crest 2mm from CEJ
MGJ – Mucogingival Junction, KT – Keratinized Tissue, CEJ – Cementoenamel Junction		

Using the Coslet et al. (1977) rules to determine the appropriate treatment for altered passive eruption.

Fig 51:Tratamento para a erupção passiva alterada

a. Gingivectomia[30] -

Indicação - Quando se determina que o nível ósseo é apropriado, que existe mais de 3mm de tecido desde o osso até à crista gengival, e que uma zona adequada de gengiva ligada remian após a cirurgia - a gingivectomia é indicada.

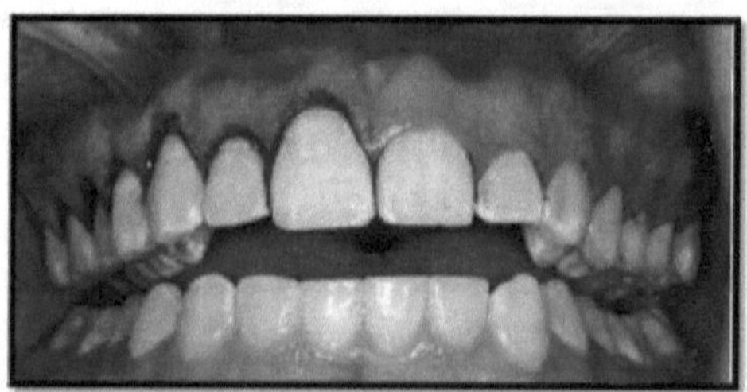

Fig 52: Gingivectomia

• Gingivectomia usando Laser de Diodo[31] :

O contorno da gengiva estética com laser de diodo é previsível e minimamente invasivo, podendo produzir resultados imediatos e sendo facilmente aceitável para o paciente. Os lasers dentários incluem os utilizados principal ou exclusivamente em tecidos moles (tais como Nd:YAG, díodo e unidades de 10,6,-µm CO2), dispositivos frequentemente considerados como lasers de tecidos duros (Er:YAG e Er,Cr:YSGG), e tecnologias selectivamente adequadas tanto para procedimentos em tecidos duros como moles (exemplos incluem

Er:YAG e unidades de 9,3-μm CO2). A utilização do laser de diodo permite um controlo completo do procedimento mesmo para o dentista geral, uma vez que permite um contorno repetido, melhor visão num campo sem sangue para trazer excelentes resultados em termos de altura, contorno e simetria da gengiva.

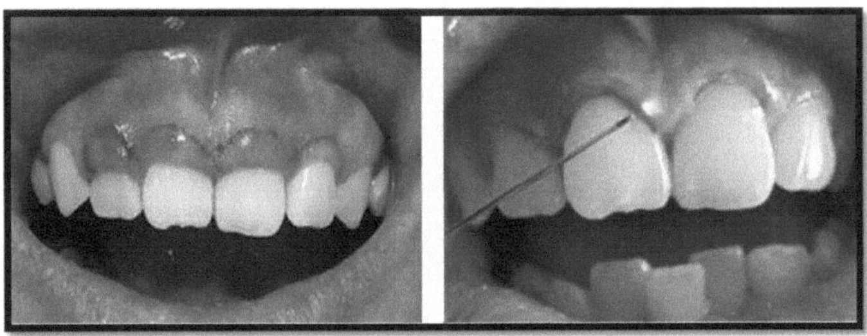

Fig 53: Gingivectomia usando Laser de Diodo

- **Gingivectomia por electrocirurgia[32] :**

A electrocirurgia foi definida como a passagem intencional de formas de onda ou correntes de alta frequência, através dos tecidos do corpo para alcançar um efeito cirúrgico controlável.

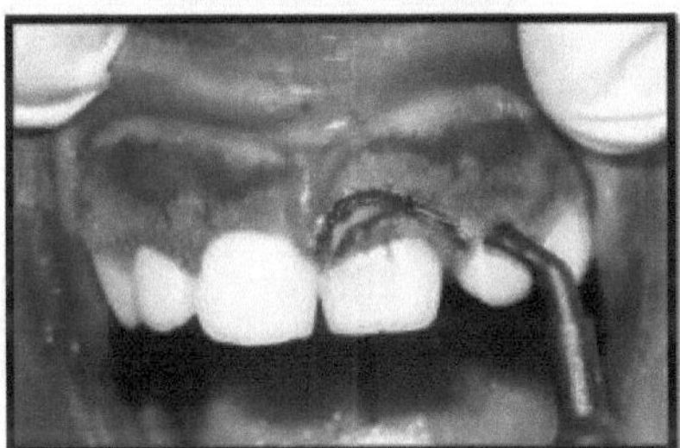

Fig 54: Electrocirurgia

b. Flap apicalmente posicionado3:

Indicação - quando os procedimentos de diagnóstico revelam níveis ósseos aproximando-se da CEJ, é indicada uma aba gengival com osteotomia.

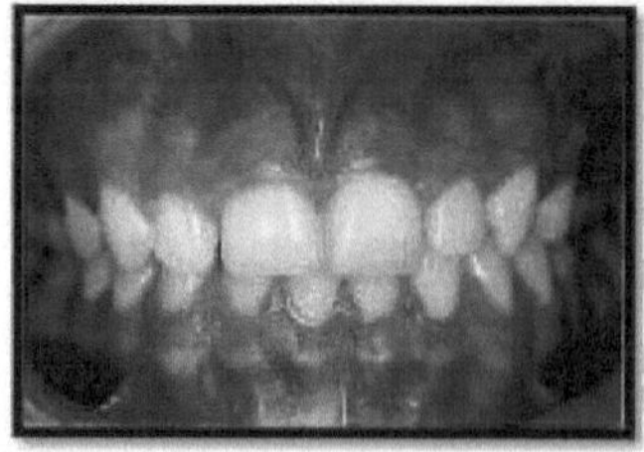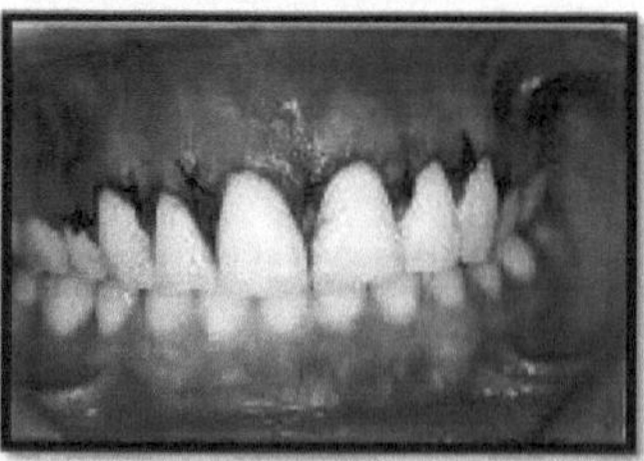

Fig 55: Aba apicalmente posicionada

(ii). Cirurgias labiais...

a. Quiloplastia V-Y

A correcção do filtrum curto num adulto pode ser obtida com **quiloplastia V-Y** realizada como procedimento isolado ou juntamente com a impacção de Le-fort I ou rinoplastia. O procedimento v-y ajuda a aumentar o comprimento do lábio superior mas quando combinado com a rinoplastia, a quantidade de tecido disponível para o alongamento do lábio é drasticamente aumentada.[9]

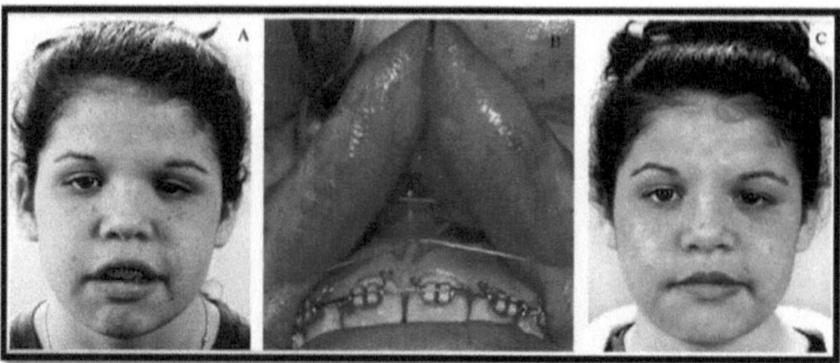

Fig 56: Quiloplastia V-Y para aumentar o comprimento do lábio superior e a altura do filtrum.

b. Cirurgia de reposicionamento dos lábios A cirurgia de reposicionamento dos lábios pode ser utilizada para abordar a exposição gengival excessiva quando a etiologia é VME suave ou um lábio hipermóvel. O reposicionamento labial reduz a tracção muscular limitadora do vestíbulo, o que restringe a exposição gengival enquanto se sorri.

c. O procedimento também pode ser utilizado em conjunto com o alongamento da coroa ou uma gengivectomia[33] As contra-indicações ao reposicionamento labial incluem zonas mínimas de fixação e VME grave.

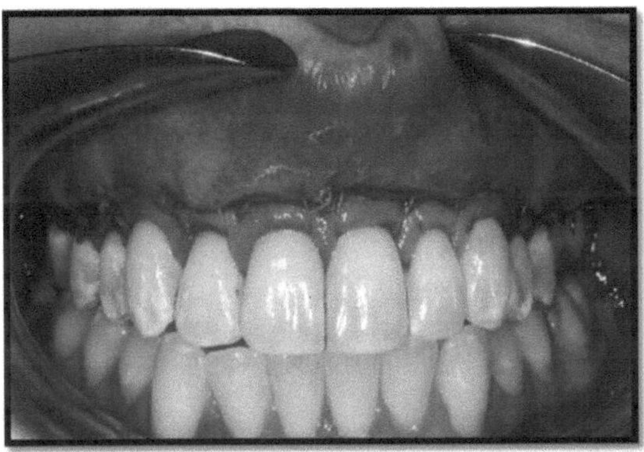

Fig 57: Cirurgia de reposicionamento dos lábios para correcção do sorriso gengival.

d. Toxina Botulínica A (Botox)

Para o paciente cujo sorriso gengival foi causado principalmente devido a músculos hiperactivos dos lábios, o tratamento com Botox pode ser considerado como uma abordagem alternativa de tratamento. A toxina botulínica tipo A ajuda a inibir a libertação de acetilcolina, bloqueando a transmissão neuromuscular e a ligação aos locais de aceitação nos terminais nervosos motores ou simpáticos. Quando injectada intramuscularmente em doses terapêuticas, produz uma denervação química parcial do músculo, resultando numa redução localizada da actividade muscular[34] .

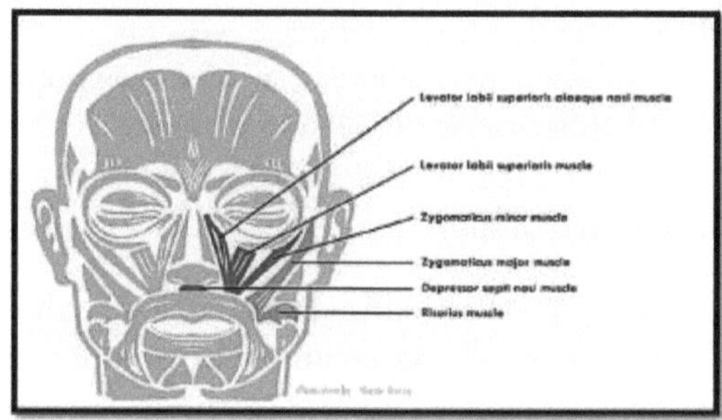

Fig 58: Musculatura do rosto: localização precisa dos locais de injecção.

Vários autores sugeriram diferentes opções de tratamento para lábios hiperactivos, como indicado no **quadro** abaixo[9] -

Name of the author	Suggested treatment plan for gummy smile due to hyper mobility of upper lip
Rubenstein and Kostianovsky	Elliptical portion of the gingiva and buccal mucosa excised and borders approximated and sutured
Litton and Fournier	Muscle detachment from bony structures above to bring lip down
Miskinyar	Myectomy and partial resection of levator labii superioris
Ellenbogen	Spacer either as nasal cartilage or prosthetic material between the stumps to prevent the muscles from being reunited
Rus and La Trenta	Subperiosteal dissection of upper lip elevators
Ezqurra	Gingival and alveolar bone remodeling surgery
Maria Polo	Botulinum toxin type A injection
Kamer's technique	Horizontal strip of labial mucosa is excised from superior upper lip and an inferiorly based mucosal flap is developed from opposing alveolar mucosa and sutured to the inferior border of excised area which lowers the height of gingivolabial sulcus.
Calhoun	Smile immobilization

Fig 59: Plano de tratamento do sorriso gengival devido à hipermobilidade dos lábios.

<h1 style="text-align:center">CONCLUSÃO</h1>

Ao diagnosticar e tratar pacientes com um sorriso gengival, o médico deve compreender e identificar com precisão a etiologia. Além disso, múltiplas etiologias podem ser simultaneamente responsáveis pelo excesso de exposição gengival e cada causa deve ser identificada com precisão[4] . O conhecimento da etiologia, seja ela única ou múltipla, ditará qual a modalidade de tratamento mais apropriada para o paciente.

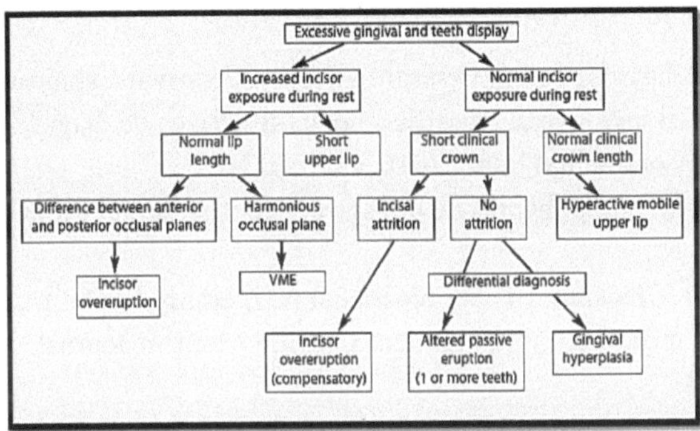

Fig 60: Fluxograma para determinar a etiologia correcta da exposição gengival excessiva[27]

Embora o sorriso gomoso moderado(<4 mm) possa ser bastante aceitável e esteticamente agradável se a goma for saudável, os casos mais pronunciados são menos bem tolerados e requerem tratamento. Quando o sorriso gengival se deve basicamente ao forte crescimento vertical alveolar nos incisivos, o tratamento ortodôntico isolado pode proporcionar resultados satisfatórios, especialmente com o desenvolvimento de ancoragens ósseas, alargando o potencial da Ortodontia clássica. A cirurgia maxilo-facial, contudo, é indispensável quando a etiologia é basal, relacionada com o crescimento vertical excessivo da maxila como um todo[35] .

Estudos de casos demonstraram que, de acordo com o tipo de tratamento, as consequências estéticas, dento-alveolares e esqueléticas diferem. Por conseguinte, é essencial estabelecer objectivos de tratamento de acordo com as expectativas do paciente a partir do primeiro exame, de modo a seleccionar a forma de tratamento mais apropriada.

49

REFERÊNCIAS

1. Oliveira MT, Molina GO, Furtado A, Ghizoni JS, Pereira JR. Sorriso gomoso: Uma visão contemporânea e multidisciplinar. Hipóteses dentárias. 2013;4(2):55.

2. Sharma A, Sharma S, Garg H, Singhal V, Mishra P. Lip repositioning: Uma bênção no realce do sorriso. Diário da cirurgia cutânea e estética. 2017;10(4):219.

3. Dym H, Pierre 2nd R. O diagnóstico e tratamento aproxima-se de um" sorriso de goma. Dent Clin North Am. 2020;64(2):341-49.

4. Pavone AF, Ghassemian M, Verardi S. Sorriso gengival e síndrome do dente curto - Parte 1: etiopatogenia, classificação, e directrizes de diagnóstico. Compend Dent Continental Educ. 2016;37(2):102-7.

5. Sabri R. Os oito componentes de um sorriso equilibrado. J Clin Orthod. 2005;39(3):155-67.

6. Mahardawi B, Chaisamut T, Wongsirichat N. Gummy Smile: Uma Revisão da Etiologia, Manifestações e Tratamento. Siriraj Medical Journal. 2019 Mar 28;71(2):168-74.

7. Van der Geld P, Oosterveld P, Kuijpers - Jagtman AM. Alterações relacionadas com a idade da zona estética dentária em repouso e durante o sorriso e a fala espontâneos. O Jornal Europeu de Ortodontia. 2008;30(4):36673.

8. Singh B, Ahluwalia R, Verma D, Grewal SB, Goel R, Kumar PS. Alterações da dinâmica do sorriso ao longo do plano vertical relacionadas com a idade: um estudo transversal videográfico. O Ortodontista Angle. 2013;83(3):468-75.

9. Kumar KS, Deepika M, Chandrasekaran TR, Janardhanam P. Diagnóstico e planeamento de tratamento de exposição gengival excessiva - uma revisão. Journal of Indian Orthodontic Society. 2007;41(3):112-5.

10. Robbins JW. Diagnóstico diferencial e tratamento do excesso de exposição gengival. Periodontia prática e odontologia estética: PPAD. 1999;11(2):265-72.

11. Cheema AA, Ijaz AB, MCPS M. Proporção de excesso vertical maxilar em pacientes dentários Visitando o hospital infantil, Lahore. Pak Oral Dent J. 2006;26(1):43-50.

12. Burstone CJ, James RB, Legan H, Murphy GA, Norton LA. Cefalometria para cirurgia ortognática. Journal of Oral Surgery (Associação Dentária Americana: 1965). 1978;36(4):269-77.

13. Seixas MR, Costa-Pinto RA, Araújo TM. Lista de verificação de

características estéticas a considerar no diagnóstico e tratamento da exposição gengival excessiva (sorriso gengival). Dental Press Journal of Orthodontics. 2011;16:131-57.

14. Hayani A, Dabbas J, Zeitoun M. Avaliação dos componentes esqueléticos e dentoalveolares em fêmeas sírias com um sorriso gengival. Tendências da APOS em Ortodontia. 2014;4(2):30-.

15. Bhola M, Fairbairn PJ, Kolhatkar S, Chu SJ, Morris T, de Campos M. LipStaT: The Lip Stabilization Technique-Indicações e Directrizes para a Selecção de Casos e Classificação de Exposições Gengivais Excessivas. International Journal of Periodontics & Restorative Dentistry. 2015;35(4).

16. Kalaisalvi a, Kannan M.S. Gestão do excesso vertical do maxilar em pacientes em crescimento. JCR. 2020;7(14):3712-3718

17. Rakshit VR. Gestão do Excesso Maxilar Vertical por Modulação de Crescimento. Journal of Contemporary Orthodontics. 2019;3(1):7-10.

18. Burstone CR. Correcção profunda da sobremordida por intrusão. Revista americana de Ortodontia. 1977;72(1):1-22.

19. Bansal C, Tandon R , Singh K, Chandra P, Kumar R, Intrusion Arches. IP Indian J Orthod Dentofacial Res 2019;5(2):53-59

20. Tavares CA, Allgayer S, Dinato JC. Mini-implantes para a gestão de um sorriso gomoso. Jornal da Federação Mundial de Ortodontistas. 2013;2(2):e99-106.

21. Kim TW, Kim H, Lee SJ. Correcção da sobremordida profunda e do sorriso gengival usando um mini-implante com um fio segmentado num paciente em crescimento de Classe II Divisão 2. Revista americana de ortodontia e ortopedia dentofacial. 2006;130(5):676-85.

22. Makino M. Tratamento de mordedura profunda com 'sorriso de goma' usando alinhadores claros e dispositivos de ancoragem temporários: um relatório de caso. Journal of Aligner Orthodontics. 2021;5(1):39-46

23. Singh A, Kulshrestha R, Tandon R, Goel A, Gupta A. Uma abordagem ortodôntico-cirúrgica ao tratamento da má oclusão de classe II com padrão de crescimento vertical - um relato de caso. J Dent Oro Surg. 2016;1(4):120.

24. Proffit WR, Phillips C, Prewitt JW, Turvey TA. Estabilidade após correcção ortodôntica-cirúrgica da má oclusão esquelética de Classe III. 2. Avanço da maxila. A revista internacional de ortodontia e cirurgia ortognática para adultos.

1991;6(2):71-80.

25. Laureano Filho JR, Cypriano RV, Moraes RP. Avanço maxilar: descrição da técnica e relatório de um caso clínico. Revista de Cirurgia e Traumatologia Buco-maxil-facial. 2003;3(2):25-31.

26. Berger JL, Pangrazio-Kulbersh V, Bacchus SN, Kaczynski R. Estabilidade da osteotomia sagital sagital bilateral: fixação rígida versus cablagem transóssea. American Journal of Orthodontics and Dentofacial Orthopedics. 2000;118(4):397-403.

27. Silberberg N, Goldstein M, Smidt A. Excessiva exposição gengival-etiologia, diagnóstico, e modalidades de tratamento. Quintessence Int. 2009;40(10):809-18.

28. Cirurgia de alongamento da Coroa Anoop S: Uma maquilhagem periodontal para restauração estética anterior. Revista interdisciplinar de Medicina Dentária. 2018;8(3):132.

29. Coslet JG, Vandarsall R, Weisgold A. Diagnóstico e classificação da erupção passiva retardada da junção dentogengival no adulto. O Alfa Omegan. 1977;70(3):24-8.

30. Dolt AH, Robbins JW. Erupção passiva alterada: uma etiologia de coroas clínicas curtas. Quintessence International. 1997;28(6).

31. Narayanan M, Laju S, Erali SM, Erali SM, Fathima AZ, Gopinath PV. Correcção do sorriso gengival com laser de diodo: dois relatórios de caso. Journal of international oral health: JIOH. 2015;7(Suppl 2):89.

32. Bashetty K, Nadig G, Kapoor S. Electrocirurgia em dentisteria estética e restaurativa: Uma revisão bibliográfica e relatórios de casos. Journal of conservative dentistry: JCD. 2009;12(4):139.

33. Mann DH. Reposicionamento dos lábios para eliminar o sorriso gengival. Dentro de Dent.2017;13:3.

34. Polo M. Toxina botulínica tipo A (Botox) para a correcção neuromuscular da exposição gengival excessiva no sorriso (sorriso gengival). Revista americana de ortodontia e ortopedia dentofacial. 2008;133(2):195-203.

35. Izraelewicz-Djebali E, Chabre C. Sorriso de goma: tratamento ortodôntico ou cirúrgico? Journal of Dentofacial Anomalies and Orthodontics. 2015;18(1):102.

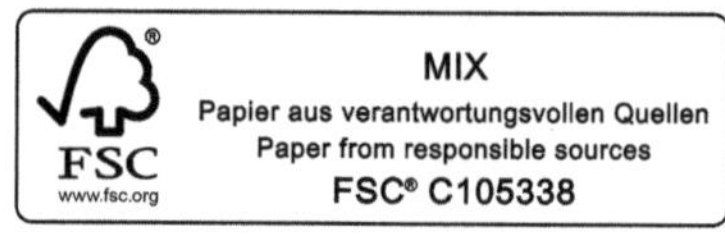

Printed by Books on Demand GmbH, Norderstedt / Germany